U0363797

现代医学
超声影像学

主 编 王艳华 郑元元 王大伟 等

XIANDAI YIXUE
CHAOSHENG YINGXIANGXUE

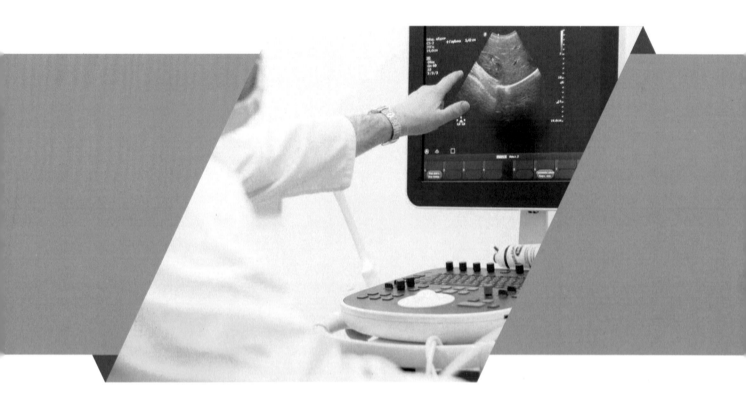

中国海洋大学出版社
CHINA OCEAN UNIVERSITY PRESS
·青岛·

图书在版编目（CIP）数据

现代医学超声影像学 / 王艳华等主编. — 青岛 :中国海洋大学出版社, 2018.11

ISBN 978-7-5670-1472-5

Ⅰ. ①现… Ⅱ. ①王… Ⅲ. ①超声波诊断 Ⅳ. ①R445.1

中国版本图书馆CIP数据核字(2018)第261674号

出 版 发 行	中国海洋大学出版社
社 　　 址	青岛市香港东路23号　　　**邮政编码** 266071
出 版 人	杨立敏
出 版 人	http：//www.ouc-press.com
电 子 信 箱	369839221@qq.com
订 购 电 话	0532-82032573（传真）
责 任 编 辑	由元春　郭少媛　　　　　**电 　 话** 0532-85902349
印 　　 制	济南大地图文快印有限公司
版 　　 次	2018年11月第1版
印 　　 次	2018年11月第1次印刷
成 品 尺 寸	210mm × 285mm
印 　　 张	11
字 　　 数	369千
印 　　 数	1～1000
定 　　 价	108.00元

发现印装质量问题，请致电15020003333，由印刷厂负责调换。

编　委　会

前　言

　　现代声学电子技术的日新月异，有力地推动了超声诊疗工作的飞跃发展。近年来，先进仪器设备和检查方法的不断更新，尤其是我国综合国力的增强，国产超声仪器从档次和质量上都有了显著提高，从而为超声诊疗在医学领域的普及与推广奠定了基础。超声成像的优点：受检者无痛苦、无损害，方法简单，显像清晰，诊断准确率逐步提高，因而容易普及及推广，深受医师和患者的欢迎。

　　本书以临床实用为目的，以临床常见病和多发病为重点，首先介绍了与临床密切相关的超声声学诊断基础；然后分别阐述了常见疾病的超声诊断要点及临床意义，主要包括心脏超声、胃肠超声、妇产科超声等内容。书稿内容新颖、图文并茂，对比鲜明，简洁扼要，易于掌握，可供临床工作者及医学院校师生参考。

　　本书参编人员均是国内超声医学领域临床实践经验丰富、技术水平较高的专业医务工作者，在此，对各位编写人员的辛勤笔耕和认真校对深表感谢！如有疏漏和不足之处，恳请广大读者提出宝贵意见，以便再版时修正。

编　者

2018 年 8 月

目　　录

第一章

超声诊断原理及诊断基础

第一节　A 型超声诊断法

一、原理

A 型超声诊断法是采用幅度调制型的显示法（Amplitude Modulation Display），简称"A 超"。该法在显示器上，以纵坐标表示脉冲回波的幅度；以横坐标表示检测深度，即超声波的传播时间。它有单相和双相（或称单迹和双迹）两种。

A 型超声诊断法显示组织界面的回波幅度。图 1 - 1 是 A 型的显示，它是组织界面回声示意图。超声波在人体组织中传播时，遇到声特性阻抗不同的组织所组成的界面时就会产生反射。反射波的大小和 2 种组织的声特性阻抗之差有关。差异愈大，反射波幅也愈大。没有差异，也就没有反射，呈现无回声的平段。而对回波可按波的幅度分为饱和波、高波、中波、低波、小波和微波；也可按波数分为稀疏、较密、密集；或以波的形态分为单波、复波、丛波、齿状波等。"A 超"就是根据组织界面回波的距离，测量组织或脏器的厚度和大小的，并根据回波波幅的高低、形状、多少进行诊断。

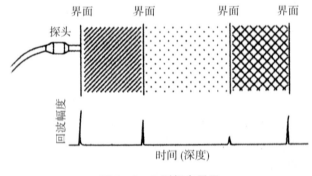

图 1 - 1　A 型超声显示

二、临床应用

超声波在临床诊断的应用，始于 A 型超声诊断法。虽然，现今以 B 型超声为主，彩超也日益普及，但 A 型超声仍有一定的应用价值。该法使用简单方便而且显示的组织界面比较明确，便于对组织或器官的厚度、大小、距离等的测量。此外在组织定征界面也有用该法进行研究。

目前 A 型超声在临床应用比较多的有脑中线探测、眼球的探测、胸膜腔和积液探测、心包积液探测、肝脓肿探测等方面。

第二节　M 型超声诊断法

M 型（M – mode），M 表示活动（Motion）的意思，它是沿声束传播方向各个目标的位移随时间变化的一种显示方式。M 型超声诊断法，是用垂直方向表示探查的深度；用水平方向表示时间；用亮度表示回波的幅度。这种显示模式把沿声束检测到的心脏各层组织界面回声展开成随着时间变化的活动曲线，所以常称为 M 型超声心动图。

M 型超声可以显示心脏的一维解剖结构，因而可以测量有关心脏结构的大小，如管壁、室壁、中隔的厚度，大血管、心腔内径。

M 型超声的活动曲线可以观察心脏结构如心肌、瓣膜等的活动功能，计算其活动速度，计测心腔的缩短分数与射血分数等，借此了解心脏活动功能情况。

由于 M 型超声不能提供心脏二维解剖结构，目前这种模式是与下一节介绍的 B 模式结合在一起。通过 B 模式的切面图上显示 M 型取样线（M – lime），并以 M 型取样线指示显示的 M 型在解剖平面的取样位置。这样通过移动 M 型取样线可以获取相应的解剖位置的 M 型图。M 型取样线可以有 1 条、2 条和多条，并相应显示 1 幅、双幅或多幅 M 型图。

传统 M 型取样线是在切面内，以切面顶点为起点，沿声束取向，这种单声束超声心动图只能清晰显示与声束垂直的心脏组织结构界面的运动情况，而不能显示与声束平行的心脏组织结构界面的活动情况。近年发展了一种新技术，它允许 M 型取样线在 360°范围内任意取样，并显示相应的心脏结构活动情况，这种方式称为"解剖 M 型"（Anatomical M – mode）。这种技术是对数字化的二维图进行处理，将 M 型取样线与各声束的交叉点的灰阶值提取出来，显示出取样线上各点的灰阶随时间的变化。所以 M 型的质量取决于二维图的清晰度。

通过 M 型超声可以了解人体心脏的活动情况，但 M 型和 A 型超声一样都仅是反映人体组织的一维结构学信息，还不能称为超声影像。能反映人体二维或三维的结构学信息才能称为影像。下面将介绍有关这方面的超声成像模式。

第三节　B 型超声诊断法

一、原理

B 型超声诊断法是采用辉度调制显示声束扫查人体切面的声像图的超声诊断法，简称"B 超"。

B 型超声扫查方式主要有两种：线性扫查和扇形扫查。前者以声束平移位置为横坐标，以超声波的传播距离（即检测深度）为纵坐标；后者是以距离轴为半径圆周角为扫查角的极坐标形式扫查。

在切面声像图上，以回波的幅度调制光点亮度，并以一定的灰阶编码显示，所以称为切面灰阶图。如果对回波幅度进行彩色编码显示，则称为切面彩阶图，这是一种伪彩色显示法。

B 型超声不仅利用组织界面的回波，而且十分重视组织的散射回波（后散射）。它是利用组织界面回波和组织后散射回波幅度的变化来传达人体组织和脏器的解剖形态和结构方面的信息。

二、诊断基础

B 型超声是通过组织器官切面图的亮度变化来了解人体解剖结构学的信息，而切面图的亮度既与组织的声衰减特性有关，也与组织之间的特性声阻抗之差有密切的关系。这两者是作为超声切面图分析的基础。在前边内容已指出人体不同组织的声衰减不同，特别与它们的含水量、胶原及其他蛋白质、脂肪等含量以及钙化有关，并随超声频率的增加而增加。即超声频率愈高衰减愈大。表 1 – 1 列出各种组织的声衰减程度。

表 1 - 1　声像图人体组织声衰减的程度

声衰减程度	极低	甚低	低	中等	高	甚高	极高
组织	尿液	血液	脂肪	脑 肝	肌腱	瘢痕	骨
	胆汁			肌肉	软骨		钙化
				心脏			
	囊液	血清		肾			肺（含气）

三、临床应用

B 型超声是目前超声在临床诊断应用的最基本的模式，它能提供临床有关人体脏器的解剖学（结构学）信息。在下面有关临床应用章节都有详细介绍。

我们要知道，B 型超声虽然提供人体组织结构学信息，但因回波幅度除了和组织的声特性阻抗、声衰减有关外，还受入射角度、发射声强和仪器操作调节等因素影响，而且人体的组织结构又十分复杂，这些原因都致使 B 型超声提供的诊断信息特异性不够强。为了进一步满足临床诊断的要求，人们不断发展新的超声诊断模式。在下面几节将介绍这些超声诊断模式。

第四节　其他回波幅度法

本章前 3 节介绍的都是回波幅度法，即这一类仪器都是利用回波幅度的变化来获取组织结构学信息。除了这 3 种之外，还有 C 型、F 型和三维成像等模式，都属于回波幅度法。

一、C 型和 F 型超声诊断法

上面所述的 A 型和 M 型超声的声束都是不进行扫查的，B 型超声的声束也只进行一个方向扫查（按直线或弧线扫查），即通过一维扫查而形成 1 个切面图。但是 C 型和 F 型超声的声束要进行 X、Y 两个方向的扫查，即通过二维扫查形成 1 个与声波传播方向垂直的平面（C 型）或曲面（F 型）。其中 C 型的距离选通（成像平面的深度）是一个常数，而 F 型的距离选通是一个位置函数（变量）。它们都是采用辉度调制方式显示。

二、三维成像法

它显示的是组织器官的立体图（三维图）。同样是利用辉度来表示回波的幅度信息。但我们要知道，目前在临床应用的三维成像法，都是将探测的三维物体图像以平面显示的方法显现有立体感的显示方法，而真正的立体显示，还未在临床上应用。

三维成像按成像速度可分为静态三维成像和动态三维成像，而动态三维成像又可分为非实时三维和实时三维。

（一）重建三维图

这是一种通过一组二维图像的采集、处理，然后进行三维重建和显示的成像模式。由于对二维图组的扫查采集方式不同，目前主要有下述 2 种类型：

1. 自由臂扫查法（静态三维成像）。这种方法是由手持常规 B 超探头，自由移动探头扫查获取重建三维所需的二维图组。这种方法有非定位的和定位的，但所重建的三维图都是静态三维图。这种方法渐被淘汰。

2. 机械式三维成像法（动态三维成像）。它将 B 超电子探头固定于一个机械装置上，由机械装置带动探头进行平行扫查、扇形扫查或旋转扫查，以获取某一立体空间的二维图组进行重建三维图。由于机械装置的速度可控，而且速度比手持扫描快，可以重建动态的三维图像，但目前机械式三维成像速度在20幅立体幅左右，只是属于非实时动态三维成像。这类三维成像的探头称为机扫一维阵探头，目前有机扫线阵探头和机扫凸阵探头。

（二）实时三维成像

1. 二维矩阵探头成像法。这种实时三维成像，需要高灵敏度的二维矩阵阵列探头。这些阵列往往有数千上万个晶片（64×64矩阵的探头，就有4 096个晶片），通常采用相控技术在方位角和仰角方向进行电子偏转和聚焦，实现金字塔形立体扫查。采用实时并行的数字波束技术，目前可按每秒160MB的高信息量持续形成三维图像，实现实时三维成像。

2. 声全息图。声全息是基于声波的干涉和衍射原理，利用探测波和参考波之间的干涉，把探测波振幅和相位携带的有关探测物结构的全部信息提取与再现的技术。用这种技术将三维物体图像以平面显示的方法显现成具有立体感图像称为声全息图。它是实时三维图。

在声全息中，受到物体声学特性调制并到达全息图记录面上的波，称为物波。为构成全息图而用的直接照射全息图记录面并与物波相干的空间分布均匀的波，称之为参考波。

产生声全息图的方法有很多种，如液面声全息、布阵声全息、数字重建声全息和布拉格衍射声成像等。

目前声全息图尚未进入临床应用阶段。

（三）超声三维重建的临床应用

目前该技术主要应用在心脏科和产科，此外，在妇科、眼科、腹部和血管检查中都有应用。往往作为B超的补充。特别利用超声三维重建技术的多平面成像，可以获取B超不能得到的C平面甚至F曲面。利用此技术，可对人体脏器感兴趣区进行逐层、多角度的观察，获取比B模式更为充分的解剖学信息。

除了体表三维成像探头，还有经腔道三维成像探头，如经阴道三维成像探头和经食管三维成像探头，甚至还有血管内三维成像探头。

目前灰阶三维成像在临床应用较多。其中利用灰阶差异的变化显示组织结构的表面轮廓的三维表面成像已较广泛应用于含液性结构及被液体环绕结构的三维成像。其不仅能显示被检结构的立体形态、表面特征和空间关系，而且能提取和显示感兴趣结构，精确测量其面积和体积等，适用于胎儿、子宫、胆囊、膀胱等含液性的或被液体环绕的结构。另一种用得较多的三维重建成像是透明成像，它利用透明算法淡化周围组织的结构的灰阶信息而呈透明状态，着重显示感兴趣组织的结构，使重建结构具有立体透明感。透明成像因采用算法不同而有不同模式，如最小回声模式、最大回声模式和X线模式，或它们之间的混合模式等。其中最小回声模式适合于观察血管、胆管等无回声或低回声结构；最大回声模式适合于观察实质性脏器内强回声结构，如胎儿的颅骨、脊柱、胸廓、四肢骨骼等；X线模式的效果类似于X线平片的效果等。

彩色多普勒血流三维成像用于观察血管的走向，血管与周围组织的关系及感兴趣部位的血流灌注的评价等都引起临床的关注。

第五节　超声多普勒技术

前面4节着重介绍通过检测回声的幅度以获取人体结构学信息的技术；本节则着重通过检测回声的多普勒信号来获取人体血流（运动）信息的技术。

一、血流动力学基础知识

人体内的血液是一种流动的液体，具有黏滞性和很小的可压缩性。应用多普勒技术研究和测量血流的特性，必须了解血流动力学的一些基本规律。

（一）血流流动的一般规律

1. 稳流和非稳流。稳流是指以恒定的速度和方向运动的流体。而流体内质点运动速度与方向随时间变化时，这种流动称为非稳定流动。

2. 层流与湍流。

（1）层流：流体以相同方向呈分层的有规律流动，流层间没有横向的交流，同一层流体的流速相同，不同层流体的流速不同，这种流动称为层流。层流有稳定层流，如人体的肝门静脉血流；以及非稳定层流，如人体的动脉血流。

图 1-2 是层流抛物线速度分布示意图。图中箭头的长短表示速度的快慢，$\triangle V$ 表示相距；$\triangle L$ 表示 2 层的液体的流速差。下式是泊肃叶公式（Poiseuille's Equation）：

$$\nu = \frac{P_1 - P_2}{4\eta L}\ (R^2 - r^2)$$

式中：ν 为距离血管轴心 r 处的层流速度；R 为血管的半径；$P_1 - P_2$ 为相距 L 两端的压差；L 为血管中某一段长度；η 为血流的黏滞系数。

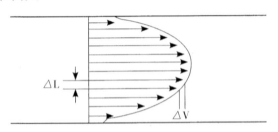

图 1-2　层流抛物线速度分布

按泊肃叶公式可知，层流在管道轴线处（即 r = 0）流速最高，越近管道壁处流速越低，管壁处流速为零。因此，其速度分布剖面呈抛物线状。血管腔横断面积的平均流速为

$$\overline{\nu} = \frac{P_1 - P_2}{8\eta L}R^2$$

由上两式可见，稳定层流中，平均流速是最大流速的 50%。血流速度越快，抛物线曲度越大；反之，血流速度越慢，抛物线变得越平坦。

在动脉血流中，由于心脏收缩和舒张的影响，血流失去稳定性，不再符合泊肃叶公式。动脉系统流速分布的决定因素有血流加速度，血流流经的几何形态，血液的黏滞性等。在这些因素影响下，可从抛物线状态变为多种形状流速剖面。

流体在弯曲管道的流动，当进入管道弯曲部分时，因向心加速度的作用，流体在管腔内侧处的流速较快；在管道的弯曲部分时，管道中央的流速增快；绕过管道的弯曲部分后，管道外侧处流速增高，内侧缘处流速低。流体在弯曲管道中的流速变化，形成流体在管道内的横向循环（流速增快从内侧缘→中央→外侧缘）或称为二次流动。人体血流从升主动脉到主动脉弓、从主动脉弓到降主动脉的流动，属于这种流动。

流体在扩张管道的流动，其在管道中央部分仍然是均匀的稳定层流，在膨大部近管壁处的流体成旋涡状流动。

流体在狭窄管道的流动，在通过狭窄区之前仍为层流，在狭窄区流体的流速剖面从"锥削型"改变为"活塞型"，但流速明显增高，称为射流；通过狭窄区后，流体扩散，流动方向改变，在管道壁处最明显，呈旋涡流动，此处的流体称反向漩流。流体中部流速增高超过 2 000 雷诺数（Re）时称为湍流状态。再往远处延伸，湍流逐渐恢复为层流。

（2）湍流：流体的流速及流动方向都是多样化杂乱无章的，而流体不分层，流体成分互相混杂交错。湍流经常在流体通过一窄孔后发生。当血流经过窄孔时，血流分布可分为射流区、湍流区、射流旁

区、边界层和再层流化区等几部分。

（二）血流流动的能量守恒定律

理想流体在管中呈稳流时，其流体能量 E 是单位体积的压强 P、动能 $PV^2/2$ 和势能 ρgh 之和。即三者之和为一常数，能量之间可以互相转换，但遵循能量守恒定律，它符合伯努利方程（Benoulli Equation）：

$$E = P + \rho gh + PV^2/2$$

式中，ρ 为密度。

为了实际计算的方便，可将此方程简化成为简化伯努利方程：

$$\Delta P = 4V_{max}^2$$

可用此方程估算跨瓣压差、心腔及肺动脉的压力等。

（三）血流流动的质量守恒定律

液体在管道里流动时，如管道内径宽窄不一，即存在各种大小不等的横断面积 A 和快慢不一的流速 V，但流经管道各处的质量 m 总是恒定，即 $m = \rho_1 A_1 V_1 = \rho_2 A_2 V_2 = \rho_3 A_3 V_3 \cdots$。$\rho AV =$ 恒量，这就是流体力学中心连续方程。例如，流过心脏 4 个瓣口的血流量（Q）总是相等的，即 $Q_{TV} = Q_{PV} = Q_{MV} = Q_{AV}$，利用频谱多普勒的连续方程，可以计算病变瓣膜口的面积。

（四）血管弹性与平均动脉压

1. 血管顺应性。血管两端的压强差，是导致血流流动的动力，而血管内外侧的压强差，即跨壁压强是引起血管扩张的动力。当血管内外侧的压强相等时，血管容积保持不变；只有内外侧（跨壁）压强为正值时，血管才会扩张。在血流动力学中，通常用血管顺应性来描述血管容积变化的跨壁压强之间的关系，有

$$C = \frac{dv}{d\rho} = \frac{1}{d\rho}\int Q dt$$

式中，C 为血管的顺应性，dv 为血管容积增量，$d\rho$ 为血管跨壁压强增量。血管顺应性反映了血管的弹性，血管的弹性越大，容纳脉动性血流的能力也越强。

血管壁的弹性是脉搏形成的先决条件。随着心脏周期性收缩和舒张，有节律地流入动脉血流是脉搏形成的动力。脉搏以波的形式沿血管向前传播，即形成脉搏波。

2. 平均动脉压。整个心动周期内，各瞬时动脉压的总平均值，叫作平均动脉压（MABP 或 $\bar{P}$）。它等于 1 个完整周期的压强曲线下的积分面积除以周期 T，即

$$\bar{P} = \frac{1}{T}\int_0^t P(t) dt$$

平均动脉压并不等于收缩压和舒张压的平均值，而是要比其小。P 用来描述驱动血液流动的动力，要比收缩压 P_s 和舒张压 P_d 更具有代表性。

二、多普勒血流的检测方式

（一）连续波多普勒（Continuous Wave Doppler，CW）

探头内有 2 个超声换能器，一个用以连续发射超声，另一个用以连续接收回声。如图 1-3A 所示。由于连续工作，无选择检测深度的功能（即不能提供深度信息），但可测高速血流，不会产生混叠伪像。

（二）脉冲波多普勒（Pulsed Wave Doppler，PW）

如图 1-3B 所示，该检测方式采用同一个超声换能器间歇式（交替）发射和接收超声。通常瞬间发一个超声短脉冲后，在间歇期通过深度可调节的距离采样门（SV）获取回声信号。不仅检测取样的深度可以调节，而且取样的大小也可通过 SV 调节。

1. 取样深度与脉冲重复频率的关系。单位时间发射脉冲波的次数称为脉冲重复频率（Pulse Repetition Frequency，PRF）。PW 检测的最大取样深度 dmax 取决于 PRF，有：

$$d_{max} = c/2PRF$$

当声速 c 一定时，脉冲重复频率越高，2 个脉冲间隔越短，取样深度也越小。

2. PW 检测血流速度与 PRF 的关系。PW 检测血流速度受到 PRF 限制，有：

$$f_d < \frac{1}{2}PRF$$

如果相应于 f_d 的流速超过这一极限时，就会出现流速大小和方向的伪差，即频率失真，产生频谱混叠，这一极限称为尼奎斯特频率极限。

3. 如何提高 PW 检测流速的能力。

（1）增加 PRF：根据式（$f_d < \frac{1}{2}PRF$），通过增加 PRF 可以提高 f_d，从而增加血流速度测值。

（2）由式（$V \leqslant \frac{f_d C}{2f_0 \cos\theta}$），（$d_{max} = c/2PRF$），（$f_d < \frac{1}{2}PRF$）可得：

$$V \leqslant \frac{C^2}{8f_0 d\cos\theta}$$

因此，通过选择频率（f_0）较低的探头、减小取样深度（的）和适当增加角度（θ）都可以提高检测血流速度的能力。

（3）移动零位线使单方向频移值增加 1 倍，因而流速可测值也增大 1 倍。

（三）高脉冲重复频率多普勒（High Pulsed Repetition Frequency Doppler，HPRF）

它是在 PW 基础上改进的一种模式。如图 1-3C 所示。这种模式是在探头发射一组超声脉冲后，不等取样处的回声返回探头，又提前发射出新的超声脉冲，从而增加了发射脉冲的重复频率，并提高了对血流速度的可测范围。由于它有较高脉冲重复频率，所以称高脉冲重复频率。

这种方式有 2 个或 2 个以上可显示的取样门，而且 $d_{max} > C/2PRF$。

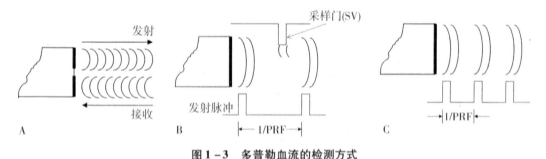

图 1-3　多普勒血流的检测方式

三、多普勒频谱分析技术

（一）频谱分析的原理

多普勒超声检测的不是 1 个红细胞，而是众多的红细胞，各个红细胞的运动速度及方向不可能完全相同。因此，探头接收的后散射回声含有许多不同的频移信号，接收后成为复杂的频谱分布。把形成复杂振动的各个简谐振动的频率和振幅分离出来，列成频谱，成为频谱分析。频谱分析法的基础是快速傅里叶转换技术（FFT）。

频谱显示主要有 3 种方式：速度（频移）-时间显示谱图（图 1-4），功率谱图显示（图 1-5）和三维显示（图 1-6）。其中最常用的是"速度（频移）-时间"显示谱图。在图 1-4 中，谱图中的横轴（X 轴）以时间表示血流持续时间，单位为秒（s）；纵轴（Y 轴）代表血流速度（频移）大小，单位为 cm/s（Hz）。

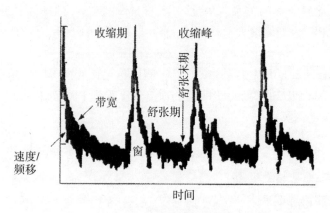

图1-4 速度时间显示谱

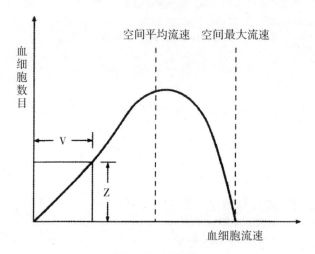

图1-5 功率谱

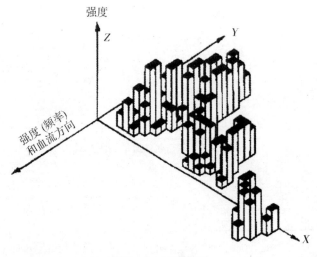

图1-6 三维显示

（二）频谱波形的意义

（1）零位基线上方的波形表示血流朝探头方向流动，而基线下方的波形表示血流背离探头方向流动。

（2）频谱的灰阶表示取样门内速度方向相同的红细胞数量，灰阶高的数量多。

（3）频谱宽度（频带宽度）是在频谱垂直方向上的宽度，表示某一时刻取样门中红细胞运动速度分布范围的大小。频带宽，反应速度分布范围大（速度梯度大）；频带窄，反应速度分布范围小（速度梯度小）。通常湍流为频谱宽，层流为频谱窄。频谱宽度也受取样门大小的影响，取样门小，易获窄频谱；取样门大，可使频谱变宽。大的动脉，常为窄频谱；外周小动脉，常为宽频谱。

（4）"收缩峰"指在心动周期内达到的收缩峰频率，即峰值流速 V_s 或 V_p。

（5）"舒张期末"指将要进入下一个收缩期的舒张期最末点，此点为舒张末期流速 V_d。

（6）"窗"为无频率显示区域，也称为"频窗"。

（7）零频移线或基线表示频移为零的水平线：在基线上面的频谱为正向频移，血流朝探头流动；在基线下面则为反向（负向）频移，血流背离探头流动。

（三）频谱多普勒对血流性质的判断

1. 层流。显示为窄频谱，频谱波形规整、单向，频窗明显。频谱信号音柔和有乐感。

2. 湍流。显示为宽频谱，频谱波形不规整、双向，没有频窗。频谱信号音粗糙、刺耳。

3. 动脉血流。频谱图形呈脉冲波形，收缩期幅度（速度）明显大于舒张期，舒张期开始可出现短暂的反向脉冲波形。频谱信号音呈明确的搏动音。

4. 静脉血流。频谱呈连续的、有或无起伏的曲线。曲线的起伏是由于呼吸时静脉压力的变化所致，大的静脉如腔静脉更易出现起伏，对静脉远端部位加压也可产生同样的效果。频谱信号音呈连续的吹风样或大风过境样声音。

（四）频谱多普勒测量的血流参数

（1）由频谱图直接测量出 V_s 和 V_d，单位 m/s。

（2）选取一个心动周期的曲线包络，仪器自动对其进行积分算出空间峰值时间平均流速 V_m（单位 m/s）和速度时间积分（VTI）。

（3）收缩舒张比值 $S/D = V_s/V_d$。

（4）舒张平均比值 $D/M = V_d/V_m$ 或收缩平均比值 $S/M = V_s/V_m$。

（5）阻力指数（Resistive Index，R_I）：$R_I = (V_s - V_d)/V_s$。

（6）搏动指数（Pulsative Index，P_I）：$P_I = (V_s - V_d)/V_m$。

（7）加速时间 Aot（AT）：频谱图从基线开始到波峰的时间，单位 ms。

（8）平均加速度（mAV）：频移的峰值速度（V_p 或 V_s）除以加速度时间 AT，即 $mAV = V_p/AT$，单位 m/s^2。

（9）减速时间 Dot（DT）：从频谱图波形顶峰下降到基线的时间，单位 ms。

（10）平均减速度（mDV）：$mDV = V_p/DT$。

（11）测量跨瓣压差：用简化伯努利方程 $\triangle P = 4V_{max}^2$ 计算，式中 $\triangle P$ 即压差（PG），V_{max} 为频移的峰值速度（V_p）。

（12）测量心腔及肺动脉压，用简化伯努利方程，计算两心腔之间或大血管与心腔之间的压差（PG），然后再换算为心腔或肺动脉压。例如，测量右心室收缩压（RVSP），先用三尖瓣反流的峰值速度（V_{TR}）计算右心室与右心房间的压差 $\triangle P_{TR}$，即 $\triangle P_{TR} = 4\triangle P_{TR} = 4V_{TR}^2$，而 $\triangle P_{TR} = RVSP - RAP$，右心房压 RAP 已知为 10mmHg，因此右心室收缩压 $RVSP = \triangle P_{TR} + 10mmHg$。

（13）测量分流量：用 B 超及频谱多普勒测量体循环量（QS）及肺循环量（QP），则分流量 = QP - QS。

（14）测量反流量及反流分数：用 B 超及频谱多普勒测量有关心腔的血流量，然后计算出主动脉瓣口血流量（AVF）及二尖瓣口血流量（MVF），然后计算反流量（AVF - MVF）及反流分数 $RF = (AVF - MVF)/AVF = 1 - MVF/AVF$。

（15）测量瓣口面积：通过已知的正常瓣口面积，正常瓣口的平均血流速度、病变瓣口的血流速度就可以求得病变的瓣口面积，例如，利用二尖瓣环截面积 A_{MC}、二尖瓣环平均血流速度 V_{MC}、主动脉瓣口平均血流速度 V_{AO} 可以求主动脉瓣口面积 $A_{AO} = A_{MC} \times V_{MC}/V_{AO}$。

（五）频谱多普勒技术的调节方法

1. 频谱多普勒工作方式的选择。对于流速不太高的血流，一般选用脉冲多普勒，例如，腹腔、盆腔脏器以及外周血管、表浅器官的血流。对于高速血流的检测，多选用连续多普勒，如瓣膜口狭窄的射流、心室水平的分流、大血管于心腔间的分流及大血管间的分流等的高速射流。用 HPRF 也可检测到 6m/s 的高速血流。

2. 滤波条件的选择。根据血流速度高低而选择。检测低速血流时，采用低通滤波，要注意低速血流有否被去掉；对高速血流时，采用高通滤波，要注意是否有低速信号干扰。

3. 速度（频移）标尺的选择。要选择与检测血流速度（频移范围）相应的速度标尺。用高速标尺显示低速血流不清楚；而用低速标尺显示高速血流，会出现混叠现象。

4. 取样门的选择。对于血管检测，取样门应小于血管内径；而检查心腔内、瓣膜口血流时，取样门选用中等大小。

5. 零位基线的调节。移动零位基线，可增大某一方向的频移测量范围，以避免出现混叠。

6. 频移信号上、下反转。使负向频谱换成正向，以便于测量及自动包络频谱波形。

7. 入射角。图 1-7 表示不同入射角的速度估计误差。超声束与血流方向的夹角越小，测量值越准确，但有时受到检查方向的限制无法太小，一般检测心血管系时应≤20°，外周血管≤60°，并应进行角度校正。

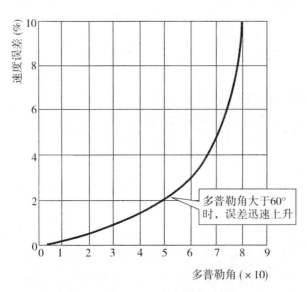

图 1-7　不同入射角的速度估计误差

8. 发射频率的选择。低速血流选用较高的频率，而高速血流则选用较低的频率。

第六节　彩色多普勒技术

多普勒成像（Doppler Imaging）是通过多普勒技术获取的人体血流（或组织）的运动速度在组织平面上分布并以灰阶或彩阶方式形成的运动速度分布图。在二维超声图的基础上，用彩色图像实时显示血流的方向和相对的速度的技术，称为彩色多普勒血流成像法（Color Doppler Flow Imaging，CDFI）或彩色血流图（Color Flow Mappig，CFM）。在此基础上，发展了彩色能量图和方向能量图，以及彩色多普勒组织成像法。这类技术，既可以了解人体组织的结构学信息，又可以同时了解人体的血流（或组织）的运动学信息。所以，通常把这类超声诊断系统称为双功系统。

一、彩色多普勒技术原理

以 PW 为基础，通过动目标显示（Moving Target Indication，MTI）、自相关技术、彩色数字扫描转换、彩色编码得到的彩色血流与 B 超图叠加而形成彩色血流图。

MTI 实际上是一种壁滤波器。它将血流信号成分分离出，而滤去心壁、瓣膜或血管壁等组织的信号。MTI 滤波器有高通滤波和低通滤波，它的性能决定显示血流图的质量。如果性能不佳，就会出现非血流成分（如心壁、瓣膜等）的伪像，致使整个图像带红色或蓝色，或低速血流不显示。

自相关技术用于对比来自同一取样部位的 2 个以上的多普勒频移信号，分析相位差，计算平均多普勒血流速度、速度离散度以及平均功率。它由延迟电路、复数乘法器和积分器组成。

经 MTI 得到的运动信息，由方向、速度、离散度等 3 个因素组成。通常用红色表示朝探头方向流动的血流，而用蓝色表示背离探头方向的血流。它们的辉度（颜色的深浅）表示速度的大小，浅色的流速快。血流离散度显示也称方差方式，通常用叠加绿色。因而，朝向探头的湍流出现黄色（红＋绿），背离探头的湍流产生湖蓝色（蓝＋绿）。明显的血流紊乱时，出现多彩的镶嵌图。

彩色多普勒血流图是以红、蓝、绿三基色以及由三基色混合产生的二次色来显示相应的血流信息。

二、彩色血流的显示方式

1. 速度 – 方差显示（V – T）。它显示血流速度及方向，同时显示湍流（变化程度），多用于心腔高速血流检查。

2. 速度显示（V）。它显示血流速度及方向，以红色显示朝向探头的血流，蓝色显示背离探头的血流，颜色的明亮表示流速的快慢。常用于腹部及低速血流检查。

3. 方差显示（T）。它显示血流离散度，当血流速度超过仪器检测的极限或湍流时，彩色信号从单一彩色变为多种朦胧色，直至五彩镶嵌。常见于瓣膜口狭窄的射流及心室水平的分流等。

4. 能量显示（P）。用彩色的饱和度显示血流能量大小，多用于低速血流的显示。

三、彩色多普勒技术的种类

1. 速度型彩色多普勒。彩色多普勒速度图（CDV）即彩色多普勒血流图（CDFI），它以红细胞运动速度为基础，用彩色显示血流图像，它用彩色表示血流方向和分散性，用彩色的明暗度表示血流平均速度的快慢，能反映血流的性质，所以该技术能表示血流的方向、速度和性质。但存在下述的局限性。

（1）存在对入射角的依赖性，入射角的改变不仅可以引起色彩亮度的改变，甚至可以改变颜色（因血流方向改变了），当入射角为 90°时，cos90°为零，不显示血流。

（2）超过尼奎斯特频率极限时出现彩色混叠。

（3）检测深度与成像帧频及可检测流速之间互相制约。

（4）湍流显示的判断误差。当采用方差显示方式时，由于血流速度过快，超过尼奎斯特频率产生混叠，也会出现绿色斑点等湍流的表现形式。因此，出现绿色斑点不一定就是湍流，也可能由高速血流所致，应慎重鉴别。

（5）对 B 型图质量的影响：彩色血流图是叠加在 B 型图之上。因彩色血流图处理数据量很大，为了获得实时显示，要较高的帧频，因而要减小扫查角度，这会影响到 B 型图像质量。现在多采用多通道多相位同时分别处理彩色血流图与 B 型图，既提高血流图帧频又保持 B 型图质量。

2. 能量型彩色多普勒简称能量图，又称功率多普勒显像（PDI）、彩色多普勒能量图（CDE）、彩色多普勒能量显像（CDPI）。此技术是以红细胞散射能量（功率）的总积分进行彩色编码显示。通常以单色（例如红色）表示血流信息。其有如下特点。

（1）对血流的显示只取决于红细胞散射的能量（功率）存在与否，彩色的亮度依赖于多普勒功率谱总积分，能量大小与红细胞数量有关；即使血流平均速度为零，只要存在运动的红细胞，能量积分不等于零，就能用能量图显示，所以能显示低速血流。

（2）成像相对不受超声入射角的影响。

（3）不能显示血流的方向、速度和性质。

（4）对高速血流不产生彩色混叠。

（5）为了提高检测血流灵敏度，需要增加仪器动态范围 10～15dB。

3. 速度能量型彩色多普勒。彩色多普勒速度能量图（CCD）又称方向性能量图（DCA）。它既以能量型多普勒显示血流，同时又能表示血流的方向。综合了前 2 种技术的优势，既能敏感地显示低速血流，又以双色表示血流方向。

4. 彩色多普勒组织成像法。彩色多普勒组织成像（Color Doppler Tissue Imaging，CDTI）也称组织多普勒成像（Tissue Doppler Imaging，TDI）。它与 CDFI 不同点在于采用血流滤波器代替壁滤波器滤去低幅高频的血流信息而保留高幅低频的组织运动信息，一般用来观察心肌组织运动情况。其能显示的速度范围在 0.03～0.24m/s。图 1 - 8 是 CDFI、CDTI 和 CDE 的关系原理图。

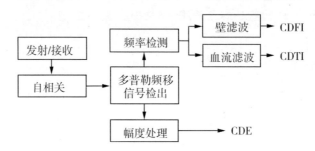

图 1 - 8　CDFI、CDTI 和 CDE 的关系原理

四、彩色多普勒技术检测血流的用途

（1）检出血管：在 B 型图上显示血管及其分布。

（2）鉴别管道性质：在实际脏器内所显示的管道，可能是血管、胆管及其他结构。用彩色血流图很容易把血管与其他管道鉴别。

（3）识别动脉与静脉：动脉血流速快，收缩期、舒张期流速差别明显，动脉血流信号是闪动显现，亮度高，在低速标尺时易出现彩色混叠。静脉血流速度低，无时相之分，血流彩色信号连续出现且较暗。

（4）显示血流的起源、走向、时相。

（5）反映血流性质。

（6）表示血流速度快慢。

（7）引导频谱多普勒的取样位置。通过彩色血流图能引导频谱多普勒对瓣口狭窄、关闭不全、心内分流、大血管间分流、心腔与大血管的分流等异常血流的检测。

第七节　谐波成像

一、超声波的非线性特性

（一）非线性参量 B/A

前面几节所述的超声诊断法都是基于线性波动方程的技术。随着超声诊断仪功能的不断提高，出现了许多新的超声诊断模式，声输出水平也明显提高。此时，有些超声诊断技术是建立在非线性波动方程上。实际上，有限振幅波在介质中传播时会发生非线性现象，诸如波形畸变、谐波滋生、辐射压力和冲流等。介质对非线性声学现象产生的影响，可以通过非线性参量来描述。

在绝热条件下，声波的压强 P 仅是密度 ρ 的函数，其物态方程：

$$P = P(\rho)$$

对于液体，将上式在 $\rho = \rho_0$ 附近按泰勒级数展开，并只保留二次项，得

$$\frac{B}{A} = \frac{\rho_0}{C_0}\left[\frac{\partial P}{\partial \rho}\right]\rho_0 = 2C_0\rho_0\left[\frac{\partial C}{\partial P}\right]_{S,0}$$

进一步变换为

$$\frac{B}{A} = 2C_0\rho_0\left[\frac{\partial C}{\partial P}\right]_{0,T} + \frac{2C_0T\alpha'}{\rho_0 C_P}\left[\frac{\partial C}{\partial T}\right]_{0,P}$$

式中，

$$A = P_0\left[\frac{\partial P}{\partial \rho}\right]_{\rho_0} = \rho_0 C_0^2 \qquad B = \rho_0^2\left[\frac{\partial P}{\partial \rho^2}\right]_{\rho_0}\ ; \quad C_0^2 = \left[\frac{\partial P}{\partial \rho}\right]_{\rho_0}$$

T 是介质的绝对温度；α′ 是介质的热膨胀系数；C_P 是定压比热；式中的下脚标"S"表示绝热过程，"T"表示等温过程，"0"表示平衡态。

由式 $\dfrac{B}{A} = \dfrac{\rho_0}{C_0}\left[\dfrac{\partial P}{\partial \rho}\right]\rho_0 = 2C_0\rho_0\left[\dfrac{\partial C}{\partial P}\right]_{S,0}$ 可见，非线性参量 B/A 是物态方程的泰勒级数展开式中，二级项系数 B 与一级项（线性项）系数 A 的比值。它表示某一介质被有限振幅声波激起的二次谐波为代表的非线性程度，相对于基频成分的比例量度。通过测量衡温下速度的压力系数 $\left[\dfrac{\partial C}{\partial P}\right]_{0,T}$ 和衡压下声速的温度系数 $\left[\dfrac{\partial C}{\partial P}\right]_{0,P}$ 由式 $\dfrac{B}{A} = 2C_0\rho_0\left[\dfrac{\partial C}{\partial P}\right]_{0,T} + \dfrac{2C_0T\alpha'}{\rho_0 C_P}\left[\dfrac{\partial C}{\partial T}\right]_{0,P}$ 求出。

B/A 是非线性声学中的一个基本参量。它表明了超声波通过介质时产生非线性效应的大小，并可以对高频、大功率超声导致的波形畸变、输出饱和、谐波滋生等非线性现象进行表示。近年已有不少研究表明，非线性参量 B/A 能较线性参量（如特性声阻抗、声速、声衰减等）更灵敏地反映生物组织性质的变化。可以为组织定征及疾病的诊断提供新的途径。B/A 非线性参量成像技术目前还不成熟，还未能进入临床应用阶段，本节不做详细介绍。

（二）基波与谐波

超声波在介质中传播时，出现波形的畸变，这意味着谐波的滋生。若对畸变波形进行频谱分析，就会发现其频谱有一个幅度最大频率最低的波称为基波，基波的频率称为基频 f（图 1-9）。此外，还有若干个频率为基频整数倍的谐波，如图 1-9 中的 $2f_0$、$3f_0$、$4f_0$…nf_0 等这些谐波分别称为二次谐波、三次谐波、四次谐波……n 次谐波等。

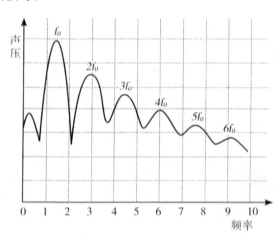

图 1-9　基波与谐波

有限振幅波在介质中开始传播，一直到锯齿波的形成所经历的距离，通常称之为间断距离。当介质和频率确定后，间断距离是和声学马赫数成反比，即声源发射的声压愈大则开成锯齿波需要的距离就愈短。在形成锯齿波时，谐波是最丰富的。谐波的形成有 2 个突出的特点。

1. 谐波强度随深度的变化是非线性。如图 1-10 所示，其中基波的强度随深度是按线性衰减的，而谐波的变化则是非线性的。谐波在皮肤层的强度实际为零，随着深度的增加而增强，直到深度因组织衰减作用超过组织的非线性参数 B/A 的作用时，该点（深度）成为幅度下降的转折点（图 1-10 箭头所指的位置）。然而，在所有的深度上，组织谐波的强度都低于基波。

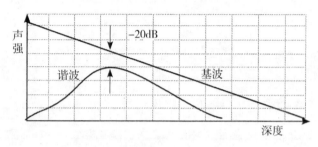

图 1-10　谐波随深度的非线性变化

2. 谐波的能量与基波能量呈非线性关系。从图 1-11 可见，弱的基波几乎不产生谐波能量，而强的基波产生较大的谐波能量。因此，频率为中心频率的基波产生的谐波能量较强，而旁瓣产生的谐波能量就非常弱。

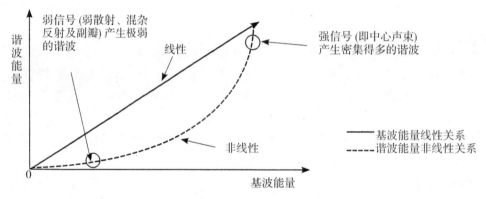

图 1-11　谐波能量与基波能量呈非线性关系

二、组织谐波成像

常规超声成像是仅利用基波的信息进行成像。如果我们采用滤波技术，去除基波而利用组织谐波进行成像的方法，通常称为组织谐波成像（THI）。当然这种方法还包括在基波的基础上增加二次谐波成分的成像技术。图 1-12 是基波和谐波通过滤波进行分离的示意图。由于组织谐波具有上述非线性的特性，用这种方法可以消除基波的噪声和干扰，以及旁瓣产生的混响。这样可以消除近场伪像干扰和近场混响，明显改善声噪比，提高图像的质量和对病灶的检测能力。特别对传统基波成像显像困难的患者，组织谐波成像对心内膜和心肌的显示和腹腔深部血管的病变边界的显示（心腔血流状态），血栓的轮廓、腹部占位性病变、腹部含液性脏器内病变及囊性病变的内部回声有明显的改变。

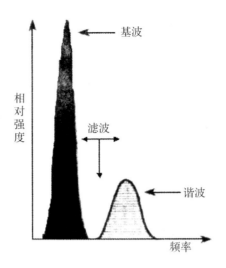

图 1 – 12　基波和谐波的滤波分离

　　仪器组织谐波成像质量取决于：①超宽频探头能否准确发射和接收宽频带信号，以及足够高的灵敏度。②足够高的动态范围。③滤波器的技术和性能。④信号处理技术等。因此，不同仪器的组织谐波成像质量有很大的差异。

　　由于要区分谐波成分和基波成分需要限制发射脉冲的带宽，这将导致轴向分辨力的降低。所以，对于基波的信噪比比较大，显像不困难时，就不必采用谐波成像了。

三、造影谐波成像

　　造影谐波成像（CHI 或 Agents Harmonic Imaging，AHI），是一种利用造影剂的非线性振动产生的谐波进行成像的技术。该技术不仅提供血流灌注信息，还为超声分子影像和靶定位治疗打下基础。

第八节　超声弹性成像

一、基本原理及相关物理参数

（一）基本原理

　　弹性成像，是对生物组织的弹性参数或硬度进行成像和量化。

　　人体软组织，除含有水分外，还含有一定量的纤维结构（如结缔组织、胶原纤维等），具有纵向伸缩弹性和横向剪切弹性，故既可以传播纵波，也可以传播剪切波。组织的弹性主要由反映其纵向伸缩弹性的杨氏模量 E，以及反映横向切变弹性的剪切模量 μ 来确定。软组织剪切波声速 C_S 仅为纵波声速 C 的 $10^{-3} \sim 10^{-2}$ 量级。而且，在 B 超探头的激励下，剪切波的声压与纵波的声压幅度相比也极其微小。在 B 超成像中将其忽略，只考虑纵波。如果在新的超声诊断系统中，采用特殊的推动脉冲激励方式和信号提取，以及斑点跟踪和快速平行采集技术，在预测位置测出剪切波的速度 C_s，进而利用公式 $C_s = \sqrt{\dfrac{\mu}{\rho}}$ 计算出对应的剪切模量 μ。剪切模量越大，组织越硬。因此，根据组织的剪切模量分布图可以定性地判断组织的硬度或弹性。所以，弹性成像的原理是对组织施加一个内部（包括自身的）或外部的、动态的或静态的或准静态的激励，按照弹性力学、生物力学等物理规律的作用，组织将产生一个响应，导致描述组织弹性的物理量在正常组织和病变组织中，不同病变程度的组织中产生一定的差异或改变，通过检测这些物理量的变化，可以了解组织内部弹性属性的弹性模量等差异，并以图像显示。

（二）相关物理参量

1. 超声辐射力（Acoustic Radiation Force，ARF）。通过聚焦超声入射生物组织，由于超声在组织中的扩散和反射引起了动力传输，从而产生的体积（Volumic）辐射力。

$$F\ (r,\ t)\ =\frac{2\alpha I\ (r,\ t)}{C}$$

式中，C 是组织声速，α 是声衰减系数，I 是超声强度。这个力导致在组织内产生剪切波，剪切波在组织内的传播速度（1～10m/s）与组织的弹性有关。超声辐射力越大，产生的剪切波幅度越大。在应用时，要注意符合诊断超声的安全性标准。

2. 杨氏模量 E（Young's Modulus）。当物体（如人体组织）受到应力作用时，应力 σ 与由此所导致的应变 ε 之间的比值，称为杨氏模量。即

$$E=\sigma/\varepsilon$$

单位：kPa，杨氏模量 E 越大，组织越硬。

3. 剪切模量 μ（Shear Modulus）。它是组织剪切弹性的固有的物理量，对不可压缩的纯弹性组织，存在 E＝3μ。剪切模量越大，组织越硬。

4. 剪切波速度 C_s。剪切波是由应力引起的横向波动的弹性波，其传播速度 C_s 比起声波的传播速度要小得多，一般为 1～10m/s。剪切波传播速度 C_s 与组织的弹性有关，剪切波速度越大，组织越硬。对纯弹性体的 C_s 符合下式：

$$C_s=\sqrt{\frac{\mu}{\rho}}$$

5. 应变与应变率。物体受到应力作用时，其长度、形状和体积都要发生变化，这种变化与物体原来的长度、形状或体积的比称为应变。是一张量，分为正应变和剪应变。组织越硬，应变越小。

6. 组织位移。指组织内一点位置的移动，通常分为纵向（轴向）和横向位移。组织位移越小说明组织越硬。

7. 泊松比是描述各向同性不均匀固体的物理性质的物理量，是每单位宽度横向压缩与单位长度的纵向扩张的比值。

在上述物理量中，杨氏模量 E 和剪切模量 μ 是最适合于描述组织弹性性质的材料固有的物理量，具有最大的动态范围。

二、超声弹性成像的类型

（一）多普勒组织成像（Doppler Tissue Imaging，DTI）和速度向量成像（Velocity Vector Imaging，VVI）

人们在彩色多普勒血流成像（CDFI）用来获取人体血流运动信息的同时发展了 DTI 技术，它是最早应用在心血管的超声生物力学技术。心脏除了运动以外还有形变，而应变和应变率是对形变的描述，并且还反映了组织的弹性，应变越小，组织越硬。

采用高幅率的组织多普勒（High Frame Rate Tissue Doppler）及声学采集（Acoustic Captwce）获取多普勒组织成像，并利用自动定量应变率成像技术（Cguenti－Tatiue Strainrate Imaging，CSI）获取某一局部心肌的应变、应变率、达峰时间、达峰速度、位移等参数，借此了解心肌收缩与舒张引起形变在空间与时相上细微的变化，用以评估缺血性心脏病、各种心肌病以及心脏同步化治疗等方面。但基于多普勒原理的 DTI 受限于采样角度、帧频等因素。

（二）速度矢量成像（Velocity Vector Imaging，VVI）

VVT 是用于对血液和软组织的小单元的运动速度矢量进行成像。小单元是指其尺寸小至相当于 1 个像素大小；其回波特性是小单元中微散射体（红细胞、纤维结构等）背向散射的相干叠加数据，称

为斑纹图案。像素斑点的运动速度矢量的测量是基于一种斑点跟踪法。

新一代的超声诊断系统中，利用新的平行波束采集处理技术，可在极快速度和足够精度上，实现血流和软组织的二维速度矢量成像。进一步将此技术运用于 2D 阵探头和 3D 成像系统，通过整体跟踪，还可实现 3D 速度矢量成像。

VVI 含空间定位信息的成像原始信息。从中可以获取及形成各种图像与数据、曲线、彩色三维的速度图、应变图、应变率图。为定量检测心脏、心肌、血管壁的各种运动，借以评价其功能提供了新的手段。因而，促进了心血管超声技术的发展，特别在心脏结构力学方面有新的突破。

该方法克服了 DTI 受角度和帧频的限制，它将生物力学参数获得的准确性、重复性以及应用的广泛性提高到了一个新的水平。

（三）弹性成像

上述两种成像技术，虽然可以获取有关人体组织的力学信息，包括应变、应变率及与之相关的弹性与形变。但都不是直接采用有关弹性的参数进行成像，所以，还不能算弹性成像。下面介绍直接采用有关组织弹性的应变 ε 或剪切模量 μ 进行成像的技术。

1. 静态弹性成像。检查时，慢慢压缩组织，并测出产生的纵向位移，利用弹性方程算出应变，然后显示应变图。通常组织越硬，应变越小。弹性方程的解要知道边界条件，但这是十分困难的，一般是尽可能控制边界条件而得到。因此，只能提供定性的弹性信息。

（1）应变成像：从压缩前后的射频信号，利用一维互相关的方法来估计位移和应变。所以应变成像首先通过常规的 A 或 B（模式）获取压缩前的射频信号。然后向组织表面施加一个均匀压力，该压力导致的变形不大于组织深度的 1%。并通过超声诊断仪获取压缩后的射频信号，跟踪斑点，计算纵向位移 $d = \frac{1}{2}c \cdot \tau$，式中延迟时间 τ 从互相关的峰值位置获得。根据下式计算应变值。

$$\varepsilon = \frac{\partial d}{\partial z} = \frac{\partial_\tau}{\partial_t}$$

采用这种方法时，在求梯度时往往会引入噪声，影响测量结果。所以在实际应用中，梯度可以根据 2 个相隔 ΔT 的时间窗，采用下式来获取 ε。

$$\varepsilon = \frac{\tau_2 - \tau_1}{\Delta T}$$

由式可见，延迟时间 T 的测量精度直接决定应变图像的质量。在以互相关的峰值位置确定延迟时间 T 的方法中，假若以小的纵向压缩，其压缩前后散射体是高度相关的，斑点的运动充分代表了组织的运动，此时斑点的跟踪方法是有效的。但当纵向压缩过大时，会引起大的位移和应变的不确定性。因为大的位移变化率和成像平面外的质点运动会引起压缩前后 2 帧信号的相关，一旦应变 >0.01，相关系数会低于 0.9，导致互相关峰值出现不确定，图像会被去相关噪声淹没。

（2）剪切模量成像：由于应变成像忽视了边界条件以及组织内应力的分布，其只能提供定性的弹性信息。在静态应变图中，边界条件的影响是很大的，有人以逆问题的方式试图从纵向位移和应变求出弹性模量的分布。假定生物组织是各向同性的线性弹性体，只发生平面应变，在二维成像平面去考虑组织结构和边界问题。这样简化后，可以使用直接的方法或迭代算法解决逆问题，实现剪切模量成像。

目前，心肌弹性成像和血管内弹性成像的基本原理和静态压缩弹性成像类似。只是心肌弹性成像的激励方式是依靠心脏自身的搏动。当连续采集 2 帧数据时，通过估计组织沿声束方向的纵向位移，从而获取心肌的应变和速度等参数的空间分布以及随时间的变化。该法没有角度依赖性，具有较高的精度、时间和空间分辨力以及好的重复性，可以客观地对局部心肌功能进行定量评价，特别用于心肌梗死和心肌缺血的定位。而血管内弹性成像是利用气囊、血压变化或者外部挤压来激励血管，采用纵向位移的检测而得到应变分布图，从而了解血管的弹性。

静态弹性成像，采用人手加压法，受人为影响因素较多，产生的应变与位移可因施加压力的大小不同而不同，也可因压、放的频率快慢而不同，而且对成像的深度和位置都有限制。这种方法，只能提供定性的弹性信息。

2. 动态弹性成像。为了解决静态弹性成像的缺陷，后来在普通超声探头基础上，增加一组产生激励组织运动的超声束，以此取代人工加压的方法，构成超声动态弹性成像技术。目前动态超声弹性成像主要有下述 2 类方法。

（1）利用外加低频振源作用组织，使其运动；然后用常规超声探头检测多普勒信号，以获取组织低频振动的幅度和相位信息，已经知道弹性组织的运动速度不仅依赖于组织的硬度，而且和低频振动的频率有关。

由于这种方法使用了低频振动源和检测探头 2 个器件，在实际操作中不实用，而且存在方向的局限，当剪切波无法传播到的组织，便无法测量。

（2）利用聚焦于体内的超声束引起组织运动：这种方法是利用聚焦超声束在组织内的扩散和反射引起了动力传输，产生体积辐射力，它将在组织内产生剪切波并在组织内传播，剪切波的传播速度（1~10m/s）与组织弹性有关。

通常组织是各向异性、不均匀和黏弹性的，弹性模量表达为复杂的四阶张量。如果假定组织是各向同性、局部均匀和不可压缩的线性弹性介质，则可简化为只有一个独立的弹性参量即剪切模量 μ。

这类利用声学射频压力诱发局部内部振动并追踪组织运动轨迹的方法是组织弹性成像有前途的发展方向。

3. 利用聚焦超声束加压的动态弹性成像的主要技术。目前主要有 1998 年由 Greenloaf 等提出的超声激发振动声成像（Ultiasonic Stimulated Vibm - acoustographu，USVA）；2001 年由 Nightingale 等提出的声辐射力脉冲成像（Acoustic Radiation Forceimpulse Imaging，ARFI）；以及 Jeremy Bercoff 研究小组提出的超声剪切波成像（Supersonic Shear Imaging，SSI）等 3 种技术。USVA 技术目前还未进入临床应用。下面着重介绍已在临床应用的 ARFI 和 SSI 技术。

（1）声辐射力脉冲成像（ARFI），也有人称为微触诊。它以持续时间 <1.0ms 脉冲超声束作用于组织，并使组织内部产生局部位移，利用互相关算法评估组织的位移。可以用灰阶或彩阶进行显示。采用 ARFI 的弹性成像系统中，同一个探头既能产生射频压力，同时又能接收射频回波数据。应用 ARFI 技术的超声诊断设备 SCUSON S2000 提供了定性的声触诊组织成像技术（Virtual Touch Tissue Quantification，VTQ），即实现了定性的组织纵向位移图像和定量的小区域剪切波速度显示。

ARFI 技术采用实时采集离线处理，不能实时跟踪组织运动的情况。最近有人采用超快速成像的方法来跟踪组织的运动，从而出现了超声剪切波成像。

（2）超声剪切波成像（SSI）：法国 SSI 公司采用 SSI 技术生产的 Shear Wave TM Elastography 实际是多波超声诊断系统，包括产生 B 型高图像质量的超声波以及能测量和显示局部组织弹性的剪切波。

他们将超声触诊和超快速成像技术结合起来，能定量评估大范围的由超声辐射力引起的组织运动，从而提供感兴趣区定量的弹性信息。

这种技术所采用的探头有 2 组晶片，一组用以成像，频率较高；另一组发射频率较低的聚焦超声，利用聚焦超声辐射力在组织中产生准平面剪切波，提供可定量的弹性信息。检测的回波，采用互相关技术估算由剪切波引起的组织位移，并计算出组织的剪切横量，以灰阶或彩阶编码显示。一个完整的工作周期约需时 20ms，可以实时成像。

从这些介绍可见，超声弹性成像和前面介绍的超声诊断法最大的不同是：前面所介绍的技术都是利用超声在组织传播的纵波的有关参数进行成像；而超声弹性成像不仅要利用纵波还要利用横波，以获取剪切模量 μ 进行成像，所以超声弹性成像能反映组织的力学特性，对传统的超声成像是一个重要的补充。

第九节　其他超声诊断法

超声诊断技术随着在临床上广泛而深入的应用，以及相关科学的发展而发展，不断出现新的超声诊断法。前面几节介绍的方法包括：①利用超声回波幅度获取人体解剖学信息的主要超声诊断模式。②利用超声回波多普勒信号获取人体血流动力学的主要超声诊断模式。③利用非线性效应的超声造影模式，在分子水平上获取组织血液灌注信息。④利用超声参数的弹性成像模式获取人体组织的力学信息。此外，还有一些为了补充上述方法不足，或是在一些特殊范围应用的模式或方法，将在本节介绍。

一、介入性超声

这类方法是为了弥补超声无创法的不足而发展起来的。近年，它与介入治疗一起取得较大发展，受到临床的重视。

二、超声诊断骨质疏松技术

骨质结构主要由骨松质和骨皮质构成，骨质疏松症在骨松质和骨皮质中有着不同的超声传播特性，对它们采用的超声检测方法是不同的。目前，对于骨松质主要采用超声透射法；而对骨皮质则采用超声轴向传播技术的第一到达波法。这2种方法都不同于前面几节所介绍的回波法，它们利用的都不是组织的回波，而是穿透波或传播波。

（一）骨松质的超声诊断原理及方法

目前，在临床上应用的骨松质超声诊断系统与上述所介绍的模式不同，它采用超声波透射法而不是穿透法，图1-13是超声透射法测量骨松质的示意图，超声换能器和皮肤的耦合方法有采用超声耦合剂的方式耦合（图中A）和采用水耦合的湿耦合（图中B）2种。超声透射法主要测量骨的3项指标：超声传播速度（SOS）、宽带超声衰减（BOA或BUA）和硬度指数（SI）。SOS是指超声纵波通过骨松质的平均速度，其值与骨密度（BMD）具有较高的相关性。BOA是宽带超声以不同频率穿过跟骨测定其净衰减值，因声衰减近似频率的线性函数，其回归线的斜率即为BUA。在采用带宽200~300kHz到600kHz至1MHz范围内，BUA与频率接近线性关系，并与BMD有较高的相关性。SI是SOS和BUA的线性组合，它同时反映骨松质的质量和结构性质，常用来预测和诊断骨质疏松症。

目前，SOS和BUA的测量主要是在跟骨。因为跟骨90%由骨松质组成，而松质骨的新陈代谢率是骨皮质的8倍，能更早更准确反映骨质疏松和骨折的情况。此外，跟骨因软组织较薄、有较大的平行面而易于测量。

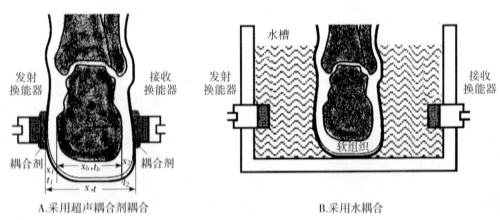

A.采用超声耦合剂耦合　　　　　　　　B.采用水耦合

图1-13　超声透射法测量骨松质

健康人、骨质疏松症无骨折者和骨质疏松症有骨折者，SOS、BUA 及 SI 的测值都是递减的，而且有明显的统计学差异。所以，这 3 项指标有助于骨质疏松症的诊断，并能预测发生的危险性，但在反映骨质改变程度的价值和确定骨折的方面仍在研究中。

目前的仪器不但给出 SOS、BUA 和 SI 的测值，还分别将它们和骨密度（BMD）相比，得出 T 值，并将结果以图显示（图 1-14）。世界卫生组织（WHO）提出骨质疏松的诊断标准是：T 值不低于正常年轻成年人平均值 1 个标准差（SD）为正常（图 1-14 中的 I 区）；T 值低于正常年轻成年人平均值 1 个标准差但不超过 2.5 个标准差为骨质减少（图 1-14 中的 II 区）；T 值低于正常年轻成年人平均值 2.5 个标准差为骨质疏松（图 1-14 中的 III 区）；T 值低于 2.5 个标准差，并有 1 次或多次脆性骨折为严重骨质疏松。

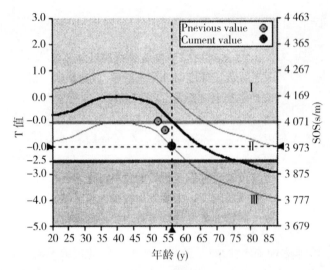

图 1-14　测量结果

国内大量的测量结果显示，中国人不同性别人群的峰值或 BMD 都明显低于外国人，中国人骨密度的标准差多在均值的 10% 以上，明显高于国外的 5%，为此，中国老年学学会骨质疏松委员会诊断标准学科组提出了以峰值骨量为依据作为诊断标准：T 值低于同性别人群峰值骨量均值 1 个标准差之内为正常；T 值低于同性别人群峰值骨量均值 1~2 个标准差为骨量减少；T 值低于同性别人群峰值骨量均值 2 个标准差以上为骨质疏松症；同时伴有身体 1 处或多处部位骨折者为严重骨质疏松症。

应该注意到，上述参数虽与骨密度有高度的相关性，但它们很少反映骨骼的微结构信息，而这些微特性和骨的强度、硬度以及骨折直接有关。因此，仅测量 SOS 和 BUA 等参数，并不能全面反映骨的质量和骨折的风险，在上述方法中，并没有考虑到散射和频散等，实际上，骨组织是一种各向异性非均匀的流体多孔复合介质，发生散射和频散是不可避免的。近年有研究表明，超声背向散射信号能有效反映骨松质的微结构。由于超声背向散射的复杂性，目前只处于实验研究阶段，还未进入临床应用。

（二）骨皮质超声诊断的原理及方法

目前主要是采用超声轴向传播技术。测量时将发射和接收换能器置于长骨的同一侧，超声波沿长骨轴向传播。检测方法有达波法（FAS）和超声导波法（Lamb 波和超声柱面波）2 种。

1. 达波法。此法称第一接收波法（FAS），FAS 是指在用超声轴向传播技术评价长骨骨皮质时，由接收换能器接收到的第一个时域信号。FAS 的速度 V_{FAS} 是两换能器之面的距离 $\triangle l$ 与传播时间 t 之比值。即：

$$V_{FAS} = \triangle l / t$$

由此可见，V_{FAS} 与相速度和群速度是不同的。测量传播时间 t 有阈值法、第一最大值法和过零点法等 3 种。

阈值法定义为射频信号的幅度第一次超过提前设定值后的时间，利用阈值两边样点的线性插值来估计。

第一最大值法是采用最大值两边样点的抛物线插值来估计。

过零点法是由零点两边样点的线性插值来估计。

近年来，用 FAS 评价长骨状况及骨质疏松有较大的进展，相关骨皮质超声诊断仪已在临床上应用，但其存在以下问题。

（1）FAS 法对皮质厚度及骨内膜区域不敏感，尤其波长小于骨皮质厚度时非常不敏感。但测量结果表明，正常骨皮质和患骨质疏松的骨皮质中，速度差别在 2% 左右。

（2）FAS 对骨的特性不敏感。

（3）FAS 不能评价整个长骨骨皮质厚度内骨的特性。它主要反映骨外板区域骨的材料特性，而在骨质疏松症中，骨皮质的变化主要发生在骨内膜区域。由于骨内膜孔隙度的增加最终导致了骨内膜的再吸收，骨皮质变薄，因而导致骨折危险增加。

（4）FAS 的波幅较小，且传播距离对其衰减较大，往往难以分辨其波形。现在已开始关注研究第二个接收到的波形——Lamb 波。

2. 超声导波法。超声导波是超声波在介质中传播时，由反射、模式转换及纵波和横波的相互干涉而产生的，其频散特性依赖于材料密度、弹性常数、几何结构和介质的厚度、相邻的介质以及所用的频率等。

超声导波包括超声 Lamb 和超声柱面波，Lamb 波是在板状结构中传播的超声导波，也称为板波；超声柱面波是指柱状或管状结构中传播的超声导波。

已有文献认为 Lamb 波 A 模式的速度对骨皮质厚度的改变较敏感。在低频下，其相速度与胫骨皮质厚度有很高的相关性，并且和 CT 方法有很高的相关性（$r = 0.81$）。因此，此法比 FAS 法更能评估骨皮质厚度变化，对整个骨皮质厚度的材料更敏感，而不只是骨外膜区域结构的变化。这样 Lamb 波法能更好地反映长骨的病理变化和评估骨质疏松。但是只有在长骨内半径与骨皮质厚度比大时，才能用板状结构简单地代替长骨来进行研究。例如该比值 >10 时，只有频度在 0.5MHz/mm 以上，管状和板状结构中导波的频散基本一致。但一般长骨该比值 <5，所以用板状结构代替长骨的研究结果有误差。为此，近年又进入用超声柱面导波来评价长骨状况的研究，该法的优点有：①柱面导波在整个长骨骨皮质厚度内传播，对骨皮质厚度十分敏感，能获取较全面的骨皮质结构内部信息。②对骨皮质材料特性敏感，能测量骨皮质的弹性模量等。③部分柱面波模式的衰减较小。④每一个导波模式具有独特的模式形状和能流分布。由此可见，柱面导波能提供更多的关于长骨皮质骨状况及特性的信息，利于评价长骨骨皮质状况及骨质疏松症的诊断。然而，该法在技术上，如超声柱面导波模式的激发、检测与识别的问题，特别是在流叠的各种超声柱面导波模式信号中如何识别并提取所需要的模式上还有许多问题需要解决。

对于骨质的评价和骨质疏松症的诊断，超声骨诊断技术在临床上具有广阔的应用前景，特别在大规模人群骨质疏松筛查中。

三、超声 CT

CT 是计算机辅助断层成像技术（Computerized Tomography）的缩写。

断层成像技术，一般系指通过在物体外部获取某一物理量的大量一维投影数据来重建该物体的二维断面图像的技术。

F. Greenleaf 等人首先于 1974～1975 年相继研制出了以超声衰减系数和超声速度为参量的 2 种超声 CT，并于 1977 年在临床诊断上试用。

超声 CT 的工作原理如图 1-15 所示。

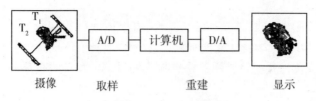

摄像　　　　取样　　　　重建　　　　显示

图 1 - 15　超声 CT 的工作原理

图中从摄像获取被测物的某一断面的大量投影数据开始，经模拟数据进行量化后输入计算机，计算机按某一重建理论进行断面像的重建，然后再经数模转换变成模拟信号并在显示器上予以显示。摄像方块中的 T_1 和 T_2 分别为发射与接收超声波的换能器阵列，图为声束于水平方向呈投影角为 θ 的情况。为获取全部投影角下的数据，在保持 T_1 与 T_2 相对位置不变的条件下，应在 0° ~ 180° 范围内依次扫描，并把不同角下 T_2 的每个换能器阵元获取的数据全部输入计算机处理，方可重建一幅完整的断面图像。从超声波在 T_1 与 T_2 之间的传播时间获取声速参量的数据，而由 T_2 接收到的超声波幅度来获取超声波的衰减数据。

从以上的讨论可知，在获取了大量投影数据之后，获取重建断面图像的关键是建立重建模型。

超声 CT 选用了区别于 B 型超声诊断仪的新的成像参量（如声速、声衰减等），因而可获得有关人体组织结构与状态的新的信息。

总的说来，超声 CT 自问世以来并没有取得预期的重大进展，这种情况看来主要决定于它本身所固有的若干局限性。

（1）目前在超声 CT 中采用的几何光学重组理论是近似的，它没有考虑到超声波在人体传播时发生的折射、衍射等现象，而非几何光学的重组理论研究工作尚不成熟。今后研究的方向是开发反射型超声 CT，并探索最佳工作参量及相应的重组理论。

（2）需要在 180° 扫查角内获取投影数据，往往受到人体内气体和骨组织的限制，这就大大限制了人体上可能接受诊断的部位。

（3）重组计算量大，不能做到实时成像。

（4）相对 B 型超声诊断仪而言，它的成本高而且设备复杂。

四、声学显微镜

目前的 B 型超声图像分辨力一般为 2mm，而声学显微镜已获得的分辨力比 B 型超声图像的分辨力要高出 4 个数量级以上。

声学显微镜用于观察生物样品时，不像电子显微镜那样，必须置样品于真空之中；也不像光学显微镜那样，必须要给样品加着色剂；它完全可以在自然的条件下进行观察。因此，将会在生物医学中开拓出新的应用领域。

在光学显微镜中，用光波作为探测和揭示物质结构信息的载体，而在声学显微镜中，则代之以声波作为探测信息的载体。我们知道，由于波的衍射作用，显微镜的分辨力大小主要决定于探测波的波长，波长越短，分辨力越高。当声波的频率相当高时，声波波长甚至可以比可见光的波长短得多。因此，声学显微镜的分辨率不仅能与光学显微镜的分辨率相媲美，而且还有可能超过它。

早在 1978 年，Quate 等人就成功地研制出频率为 3×10^9 Hz 的声学显微镜，他们用水作为显微镜的声耦合媒质。水中的声速为 $1.5 \times 10^9 \mu m/s$，所以对应的声波波长为 $1.5 \times 10^9 / (3 \times 10^9) = 0.5 \mu m$，比绿色的可见光波长 $0.55 \mu m$ 还要短些。他们第一次把声学显微镜的分辨率提高到了光学显微镜的水平。

声学显微镜有不同的工作方式和结构，Quate 等人的反射式扫描声显微镜的镜头部分结构如图 1 - 16 所示。

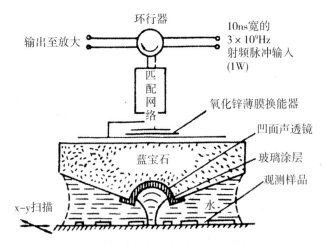

图 1 - 16　反射式扫描声显微镜镜头部分的结构

　　显微镜镜头的核心部分是一块蓝宝石，其上边为一平面，下边为一抛光的凹面声聚焦透镜。上边的平面沉积一层氧化锌压电薄膜，作为实现微波与声波之间能量相互转换的换能器，用以发射与接收高频声波。下边的凹面上涂了一层玻璃，在蓝宝石与水之间的声阻抗变化上起缓冲（匹配）作用，以减少声波的界面发射。

　　把宽度为 $20 \sim 100ns$、频率为 $3 \times 10^9 Hz$ 的微波脉冲加到氧化锌换能薄膜上，微波电脉冲转换为微波声脉冲，它传播至蓝宝石下边经半球形透镜聚焦，然后辐射到观测样品上作机械扫描。高频声脉冲经样品内部及表面反射后又由蓝宝石捕获，并由氧化锌薄膜通过压电效应将声脉冲转换成微波电信号。在信号中包含了样品表面及其内部精细结构的信息，经电子信号处理之后在阴极射线管的屏幕上显示。

　　后来，他们在 $0.1K$ 温度下，用液氦作为声耦合媒质，已获得了 $0.09\mu m$ 的高分辨力。

　　声学显微镜目前主要应用在眼科，特别是对闭角型青光眼前房深度和角膜厚度测量以及视网膜病变的观测方面。但是，声学显微镜在细胞病理学的研究与应用方面，其潜在性可能更大。

第二章

心脏、大血管超声

第一节 心脏正常超声检查

一、M 型超声心动图

（一）原理

M 型超声心动图（M – mode Echocardiography）的扫描声束以固定位置和方向进行扫描，它利用快速取样技术，由换能器发出声束，并记录在此声束方向上组织回声。心脏各层组织反射在心动周期内形成运动 – 时间曲线。M 型曲线可显示心脏结构在一维空间上的界面厚度、距离、活动方向、运动速度及其在心动周期不同时相的变化。M 型超声心动图因其高速的取样帧频，能记录心脏结构在心动周期内的细微运动，可用于心腔和大血管内径的测定及特定心脏结构运动的细致观察，是现代超声心动图检查不可或缺的一部分。

（二）检查方法

1. 定点探测。将探头固定于身体某点，保持声束方向不变，观察心脏在某一径线上各界面活动的规律。多用于测量心脏腔室大小、心室壁厚度及活动速度。需指出的是，因扫描声束固定，而心脏是运动的，故心动周期内不同时间点的回声并不完全是同一心脏结构的活动轨迹，探查时应注意以下事项：

（1）患者取平卧位或左侧卧位，必要时可采取坐位，嘱平静呼吸，尽量减少心脏位移幅度。

（2）探查某点时，应尽量使探头与胸壁垂直，如波形显示不够理想，可稍转动探头，以获得更满意的图像。

（3）全面观察，由内向外，从下到上，逐肋间进行探查，以了解心脏的全貌。

（4）探头位置及声束方向固定，借以了解不同心动周期中心脏界面活动有无变化。

2. 滑动探测。将探头置于肋间隙内，缓慢移动，声束方向亦稍转动，借以观察心脏水平切面上各个结构的相互连续关系。

3. 扇形扫查。探头位置维持不动，摆动探头改变声束扫查方向，使扫查范围为扇形。依据方向不同，可分为纵轴扇形扫描及横轴扇形扫描。

（三）常见波形

1. 心底波群。可于胸骨左缘第 3 肋间探及，在左心长轴观或心底短轴观上经由主动脉根部取样，其解剖结构自前至后依次为胸壁、右室流出道、主动脉根部及左房。以上结构均位于心底部，因而称心底波群。

（1）主动脉根部曲线：心底波群中有两条明亮且前后同步活动的曲线：上线代表右室流出道后壁与主动脉前壁，下线代表主动脉后壁与左房前壁。此两线在收缩期向前，舒张期向后，多数患者尚见重搏波。曲线上各点分别称为 U、V、W、V′。

U 波在心电图 R 波之后，为曲线的最低点。V 波为主波，在 T 波之后，为曲线的最高点。其后曲线下降至 W，再上升形成 V′，称为重搏波。UV 段是上升支，VW 段是下降支，分别代表心脏收缩时主动脉根部前移及舒张时主动脉根部后移（图 2 - 1）。

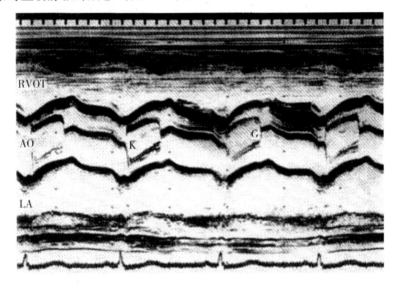

正常人主动脉根部波群，自前至后依次为右室流出道（RVOT）、主动脉（AO）与左房（LA）。图中两条平行活动的光带为主动脉前后壁，随心动周期收缩期向前，舒张期向后，呈同向运动。主动脉瓣口收缩期开放（K），舒张期关闭（G）

图 2 - 1　主动脉根部波群

（2）主动脉瓣活动曲线：主动脉根部前、后两线间，有时可见一六边形盒样结构的主动脉瓣活动曲线。此曲线于收缩期分开，并分别靠近主动脉前、后壁；舒张期迅速闭合呈一单线，位于主动脉壁前、后线之间中心处。

经解剖证实，前方开放的主动脉瓣为右冠瓣，后方开放的主动脉瓣为无冠瓣。主动脉瓣于收缩期开放，曲线分开处称 K 点（开），位于心电图 R 波及第一心音后，相当于等容收缩期末。曲线闭合处称 G 点（关），位于心电图 T 波之后及第二心音处，相当于主动脉瓣关闭时。

2. 二尖瓣波群。可于胸骨左缘第 3～4 肋间探及，在左心长轴切面上，经过二尖瓣前叶取样时，可见一组较特异的波群，其内有一条活动迅速、幅度较大的曲线，经解剖定位与声学造影证实为二尖瓣前叶之反射。以此为标志，可以向前或向后逐层识别其他的解剖结构。由于二尖瓣在这些结构中特异性最强，故命名为二尖瓣波群。为便于了解时相的变化，将二尖瓣曲线波动周期各段标记为 A、B、C、D、E、F、G 七个时间点，并显示与心电图、心内压力曲线及心音图的关系（图 2 - 2）。

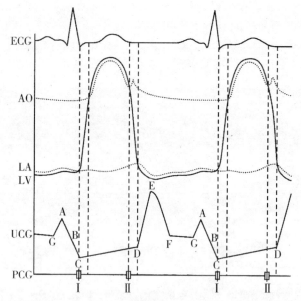

图 2 - 2　正常人超声心动图二尖瓣前叶曲线（UCG）与心电图
（ECG）、心内压力曲线及心音图（PCG）关系示意图

（1）二尖瓣前叶曲线：正常人二尖瓣前叶曲线呈舒张早期 E 波和舒张晚期 A 波特征性双峰曲线。其曲线与心律具有相同的周期性。A 点位于心电图 P 波之后，心房收缩，压力升高，推动二尖瓣开放形成 A 峰。而后心房舒张，心房内压力下降，二尖瓣复位，形成 B 点。心电图 R 波后，心室肌收缩，压力上升，此时二尖瓣关闭，产生第一心音，在曲线上形成 C 点。D 点在心电图 T 波与第二心音后等容舒张期之末，此时左室开始扩张，心室压力低于心房压力，二尖瓣开始开放，形成 D 点。当二尖瓣开放至最大时，形成 E 峰。由于房室压力梯度锐减，二尖瓣位置由 E 峰下降至 F 点，F 点至 G 点，心室缓慢充盈，曲线下降缓慢而平直，直至心房再次收缩，进入下一心动周期（图 2 - 3）。

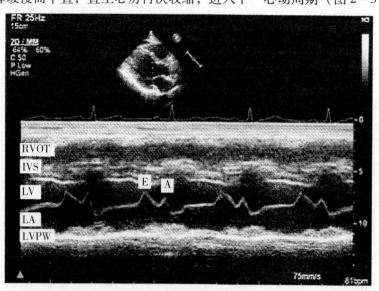

正常人二尖瓣前叶活动曲线。自前向后可见胸壁与右室前壁，右室流出道（RV-OT），室间隔（IVS），左室（LV），二尖瓣前叶曲线，左房（LA），左房后壁（LVPW），二尖瓣舒张早期的 E 峰，舒张晚期的 A 峰

图 2 - 3　二尖瓣前叶曲线

（2）二尖瓣后叶曲线：正常人的二尖瓣后叶与前叶在收缩期合拢，在曲线上形成共同之 CD 段。舒张期瓣口开放，后叶与前叶分离，形成幅度较小、方向相反、呈倒影样单独曲线，为二尖瓣后叶曲线。

此曲线上与前叶上 A 峰、E 峰相对应处的下降点分别称为 A′峰与 E′峰（图 2-4）。

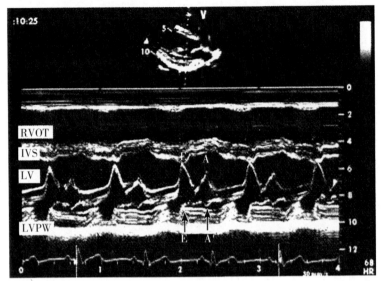

正常人二尖瓣前、后叶曲线。自前向后可见胸壁与右室前壁，右室流出道（RV-OT），室间隔（IVS），二尖瓣前、后叶曲线，邻近房室环区的左室后壁（LVPW）。二尖瓣前叶舒张早期 E 峰，舒张晚期 A 峰，二尖瓣后叶与之相对应的舒张早期 E′峰，舒张晚期 A′峰

图 2-4 二尖瓣波群

3. 心室波群。于胸骨左缘第 4 肋间探查，在左心长轴切面上，经由二尖瓣腱索水平取样时可见心室波群。自前至后，所代表的解剖结构分别为胸壁、右室前壁、右室腔、室间隔、左室（及其内的腱索）与左室后壁。此波群可测量心室腔大小与心室壁厚度等（图 2-5）。

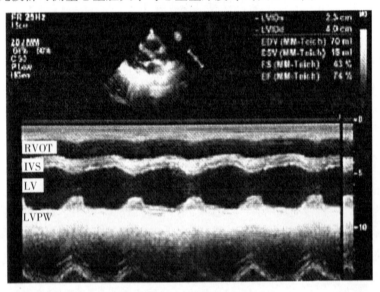

自前至后，主要结构有右室流出道（RVOT），室间隔（IVS），左室（LV），左室后壁（LVPW）；室间隔与左室后壁呈逆向运动

图 2-5 心室波群

（1）室间隔曲线：在二尖瓣波群中部，室间隔曲线位于二尖瓣前叶之前，其活动幅度较小。正常室间隔运动曲线于收缩期向后，舒张期向前，与左室后壁呈逆向运动。在右心容量负荷增加时，其曲线运动于收缩期向前，舒张期向后，与左室后壁呈同向运动。

（2）左室后壁曲线：正常左室 M 型图像收缩期室间隔朝后方、左室后壁朝前方运动，左室后壁的

运动幅度稍大于室间隔的运动幅度；测量时相舒张末期为心电图 R 波的顶点，收缩末期为左室后壁前向运动的最高点。临床上，左室后壁厚度测量时，则应注意识别腱索、乳头肌等组织。

4. 三尖瓣波群。于胸骨旁四腔心切面检查，选择经过三尖瓣前叶取样线，可见一双峰曲线，活动幅度较大，距体表较近，此为三尖瓣前叶反射曲线。当声束向右上倾斜时，依次可见胸壁、右室前壁、右室腔、三尖瓣、右房、房间隔与左房。而当声束斜向左下时，在三尖瓣之后依次为室间隔、左室腔（有时其内可见二尖瓣）及左室后壁。

5. 肺动脉波群。于胸骨左缘第 2、3 肋间，右室流出道长轴切面基础上引导取样线记录 M 型曲线。肺动脉瓣叶于收缩期朝后移动，舒张期朝前移动。肺动脉瓣波群通常只能记录到一个瓣叶活动，常为后瓣曲线。

二、切面超声心动图

（一）原理

切面超声心动图与 M 型超声心动图相似，亦用灰度调制法显示回波信号，即将介质中由不同声阻所形成的界面反射，以光点形式排列在时基扫描线上，接收到的回波信号带有幅度与深度的信息。亮点的灰度（即灰阶）与回声波幅之间存在一定的函数关系。回波信号反射强，则光点亮；回波信号反射弱，则光点淡；如无反射，则扫描线上相应处为暗区。代表不同回波幅度的灰阶点，按其回波的空间位置，显示在与超声扫描线位置相对应的显示器扫描线上。切面超声的时基深度扫描线一般加在显示器的垂直方向上，并且声束必须进行重复扫查，与在显示器水平方向上的位移扫描相对应，当图像达到或超过每秒 16 帧图像时，则形成一幅实时的切面（即二维）超声图像，可被肉眼清晰观察。

（二）仪器类型

切面超声成像主要有相控阵扫描与机械扇扫成像两种方式，目前常规应用于心脏检查仪为相控阵扫描成像仪，而机械扇扫主要用于小动物超声心动图成像。

1. 相控阵超声显示仪。采用雷达相控技术，通过等差时间延迟的电脉冲信号，使线阵排列的多个晶体片（换能器）依次被激发，将每一晶体片声束进行叠加，形成一个共同的波阵面。波阵面的方向与探头的法线方向相平行，其动态指向与各晶体片受激发的次序有关。按一定时差顺序先后激发各个晶体片所发射的超声波，其合成波的波阵面方向在一定范围内呈扇形发送。接收时，按各晶体片的时差对被接收到的回波信号进行时间补偿，再将其叠加在一起，当扫描速度达到 20 ~ 30 帧/s，就可获得心脏解剖结构的实时切面图像。先进的经食管多平面探头是相控阵超声探头的进一步发展，其换能器晶体片的扫描方向可在 360° 的范围内旋转，能从任意角度来显示心脏结构。这一技术目前又有进一步的改进，微小的晶片应用在经血管内超声显像上，探头声束可显示血管某一横断面形态 360° 范围图像。

2. 机械扇形扫描仪。其探头与体表接触面积较小，可从很小的透声窗进行观察，特别适用于心脏检查。此类探头分为摆动式和转动式两种。小型单晶片扇扫目前主要用于血管内超声显像。

现代高档超声显像仪是将 M 型、切面超声以及多普勒超声等多种显像方式综合在一起，并匹配多种新的成像技术，如图像数字化处理、动态聚焦等。针对不同检查设计的特殊探头，可使二维超声图像更为完善。

（三）检查方法

1. 仪器调节，如下所述。

（1）发射功率：针对患者的不同年龄和体型，需对仪器的各种功能参数进行适当的设置。婴幼儿患者，胸壁较薄，应选用较小的发射功率。成人及体型较胖的患者因胸壁厚，则需提高发射功率。在使用过程中应尽量避免将能量开至最大，防止压电晶体片过热受损。

（2）灵敏度：主要受总增益和分段增益补偿等控制钮的调节，高灵敏度可获取符合诊断要求的图像。灵敏度调节应使心腔及大血管腔内呈现为无回声区；心内膜、瓣膜和大血管壁等各层结构反射清晰；心肌反射较弱，但可辨识；心脏的近区与远区结构均可显示，且反射强度大致相等。

（3）灰阶：调节灰度与对比度，使反射强度以适当的明暗度加以显示，以清晰显示所探测的结构。理论上，灰阶的动态范围越大，组织的层次越丰富，能分辨的组织结构越精细。

（4）频率：频率高低将影响图像的分辨力与声束的透入深度。成人检查探头频率一般为 2.5 ~ 6.0MHz，透入较深，但分辨力稍差。儿童则用 5.0 ~ 6.0MHz 的探头，透入深度较浅，但图像分辨力明显提高。

（5）扫描深度：成人和心脏扩大者，扫描深度一般为 16 ~ 18cm，以显示心脏全貌。儿童扫描深度可适当调浅，一般在 6 ~ 10cm 之间。

2. 患者体位。一般取左侧卧位，必要时取仰卧位或右侧卧位。胸骨上窝探测时，可取坐位，或仰卧检查台上，将肩部垫高，裸露颈部。

3. 探测部位，如下所述。

（1）心前区：上自左锁骨下缘，下至心尖，内自胸骨左缘，外至心脏左缘所包括的区域，均称心前区。此区检查即所谓胸骨左缘探测。部分患者如右位心或心脏极度扩大达胸骨右侧，则需于胸骨右缘探测。

（2）心尖区：一般指在左侧心尖冲动处检查，若为右位心，则在右侧探测。

（3）胸骨上窝：将探头置于胸骨上窝，向下指向大动脉及心底部各结构。

（4）剑突下区：探头置于剑突下方，向上做各种指向，以取得不同的切面。

（5）经食管探测：将食管探头置于食管内，通过探头前进、后退、前屈和后伸及左右侧向弯曲，加上转动换能器声束扫描的方向，可对心脏做多个方位的探测。

（6）心外膜直接探测：在开胸手术中，可将探头置于消毒塑料套内，放在心外膜表面进行直接探测。

4. 图像方位。切面超声心动图多用扇形显示，扫描扇面分为近区与远区，近区代表身体表浅处结构的反射，一般位于图像的上方。远区代表体内深部结构的反射，位于图像的下部。扇扫呈近区狭窄，愈远愈宽的图像，故可经较小的透声窗（如肋间隙等），观察深处较大范围的心脏结构。经食管探测时，图像方位可以上下倒转，即扇尖在下，弧面在上，借以获得与胸前探测解剖方位相类似的图像。

（四）常见图像切面观

1. 左室长轴观。探头放于胸骨左缘 3、4 肋间，探测方位与右胸锁关节至左乳头连线相平行。此方位图像可清晰显示右室、左室、左房、室间隔、主动脉、主动脉瓣及二尖瓣等结构。检查时应注意调整声束扫描方向，以显示真正的心脏长轴，否则易产生心脏长轴缩短效应，长轴观图像失真（图 2-6）。

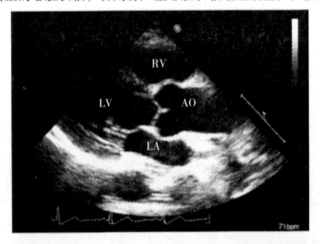

图中显示右室（RV），左室（LV），主动脉（AO），左房（LA）

图 2-6 正常人胸骨旁左心长轴观

在此图上可观察各房室形态及大小，测量室间隔与左室后壁的厚度并观察其运动。正常人在此切面上，右室流出道测值约2.0cm，左室内径4.5~5.0cm，主动脉内径与左房内径均约3.0cm。室间隔和左室后壁厚度0.8~1.0cm，其收缩期增厚率在30%~60%。乳头肌、腱索及其与二尖瓣的连接显示清楚。能清楚观察到心壁结构异常如室间隔连续中断、主动脉骑跨以及主动脉瓣、二尖瓣有无增厚、狭窄，活动是否正常。

2. 心底短轴观。探头置于胸骨左缘2、3肋间心底大血管的正前方，扫描平面与左室长轴相垂直，和左肩与右肋弓的连线基本平行。此图可显示主动脉根部及其瓣叶，左房、右房、三尖瓣，右室及其流出道，肺动脉瓣、肺动脉近端、肺房间沟及左冠状动脉主干等。如探头稍向上倾斜，则可见肺动脉干及其左右分支。故可观察主动脉根的宽度，主动脉瓣与肺动脉瓣的形态与活动，右室流出道与肺动脉干有无增宽或狭窄及降主动脉与肺动脉间有无交通等（图2-7）。

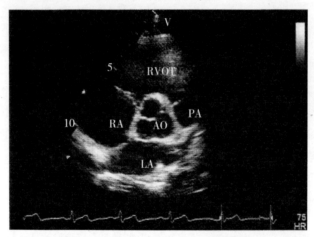

RVOT：右室流出道；RA：右房；PA：肺动脉；LA：左房；AO：主动脉

图2-7 正常人心底短轴观

3. 二尖瓣水平短轴观。探头置于胸骨左缘第3、4肋间，方向与心底短轴观相似。二尖瓣水平短轴观可显示左、右心室腔，室间隔与二尖瓣口等结构。如将探头稍向下倾斜，可获得腱索、乳头肌水平图像。临床上多以此切面观察心脏形态，左、右室大小，室间隔走向与活动及二尖瓣口开放关闭情况。

4. 心尖四腔观。探头置于心尖冲动处，指向右侧胸锁关节。在图像上室间隔起于扇尖，向远端伸延，见房间隔及心房穹隆。十字交叉位于中心处，向两侧伸出二尖瓣前叶和三尖瓣隔叶，二尖瓣口及三尖瓣口均可显示。由于室间隔、房间隔连线与二尖瓣、三尖瓣连线呈十字交叉，将左、右心室，左、右房划为四个腔室，故称心尖四腔观。

在心尖四腔观基础上，将探头稍向上倾斜，扫描平面经过主动脉瓣根部，可获心尖五腔心观。如将探头内移，置于左侧第4肋间胸骨旁线与锁骨中线之间并减少倾斜度，所见图像更为理想，此时仍见上述结构与四个心腔，但室间隔不在扇尖，而偏向图的右侧，右室占据图像的上半部，与心尖四腔观有所不同，称为胸骨旁四腔观，此图对房间隔显示较为理想。对临床确定有无房间隔缺损有很大帮助。

5. 剑突下四腔观。探头放置剑突下，声束向上倾斜，取冠状面的扫描图像，获剑突下四腔观。在图像上所显示的房间隔光带与声束方向近于垂直，故回声失落现象少，房间隔假性连续中断出现率低。此切面上显示房间隔缺损的敏感性与特异性高，如此切面图像所示回声中断时，即表明存在房间隔缺损。

三、多普勒超声心动图

多普勒超声心动图（Doppler Echocardiography）是心脏超声检查的重要组成部分，其利用超声反射的频移信号组成灰阶频谱和彩色图像，可精确评价心脏的血流动力学特征。多普勒超声结合二维超声对心脏结构和功能的全面评价，为心血管疾病无创诊断开辟了新的途径。

（一）多普勒超声心动图产生的原理

当声源与接收器之间出现相对运动时，接收到的声波频率与声源发射的频率间有一定的差异，这种频率的改变称为频移，此现象称为多普勒效应。该现象是1842年奥地利学者 C. Doppler 首先发现的。进行心血管超声检查时，探头发射频率（f_0）固定不变，声波在介质中行进时遇到运动物体时，探头接收到的反射回波频率（f_1）发生改变即存在频移，如果该物体朝向探头运动时，频率增大即存在正频移（$f_1 - f_0 > 0$）；而当该物体背离探头时，频率减小即存在负频移（$f_1 - f_0 < 0$）。设声波传播速度为 C，被测物的相对运动速度为 v，声束与被测物运动方向之间的夹角为 θ，则多普勒频移（f_d）可由公式（1）计算（图 2-8）。

$$f_d = f_1 - f_0 = 2f_0 V \cos\theta / C \quad (1)$$

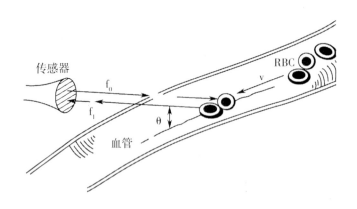

RBC：红细胞；θ：血流与声束之间夹角

图 2-8 多普勒效应示意图

由公式（1）可得出被测物的运动速度（v），即公式（2）：

$$v = (Cf_d) / (2f_0 \cos\theta) \quad (2)$$

在人体心脏内，心壁、瓣膜及血液均可产生多普勒效应。心壁和瓣膜的反射回波虽然振幅很大，但频移较小。血液中的红细胞是很好的散射源，沿声束发射途径返回探头的散射被称为后散射，由于运动红细胞的后散射作用，探头可接收回波而获得多普勒频移，该频移较大。经过高通滤波器，可将心壁和瓣膜产生的低频移多普勒信号滤去，而保留血流高频移的多普勒信号，然后通过某些技术上的处理即产生多普勒血流信号。相反，如果使用低通滤波器，保留由心壁产生的低频移、高振幅的多普勒信号，阻止血流产生的多普勒信号通过，此即组织多普勒显像（Tissue Doppler Imaging，TDI）的原理。

（二）仪器设备和检查方法

1. 仪器设备。随着仪器设备性能的改善，目前临床上最常用的检查仪器为彩色多普勒超声诊断仪。同时具备二维超声和彩色多普勒检查功能，在二维图像基础上可显示彩色编码的多普勒信息，实时显示心脏结构二维图像和彩色血流信息。此类超声仪还同时配备脉冲和连续多普勒检查技术，可根据需要选择不同的多普勒技术。

2. 显像方式，如下所述。

（1）频谱多普勒：分为脉冲多普勒和连续多普勒两种显示方式。仪器对所接收的多普勒频移信号一般通过快速 Fourier 转换等频谱分析处理，以音频和频谱两种方式显示结果。音频即通过声音的变化反映血流的速度和性质。脉冲多普勒频谱的主要特征是以中空频带型频谱图像显示血流信息，连续多普勒则以充填型频谱图像显示血流信息。

脉冲多普勒具有距离选通功能，声波的发射和接收可由同一组晶片完成，探头每发射一组脉冲群后，必须间歇一段时间用于接收反射声波信号，这一间歇时间由所要取样的深度和声速所决定（公式3）。

$$t = 2d/c \quad (3)$$

该仪器设计一种开关名"距离选通门"，由选通门控制只接收所要取样的深度和血流多普勒信号。这一类型的多普勒仪可以确定血流的部位、方向以及性质，但脉冲重复频率较低，测定高速血流时容易出现混叠现象。

连续多普勒无距离选通功能，声波的发射和接收分别由两组独立的晶片完成，它虽然不能准确判断血流的部位，但能测定快速血流的速度。

（2）彩色多普勒：脉冲多普勒探测的只是一维声束上的彩色多普勒血流信息，如果要了解心内血流动力的详细分布情况，一维多普勒难以完成，而彩色多普勒血流成像仪却可以完成这项任务。通过记录每一点的血流多普勒信息，运用一些复杂技术处理将这些多普勒信号进行彩色编码并叠加在二维图像上。通常用红色表示血流方向朝向探头，蓝色表示血流方向背离探头，有些仪器用绿色表示湍流，色彩的明暗表示速度的快慢。

3. 检查方法。检查时，通常先进行二维超声检查，显示清晰的各标准断面图像，作为多普勒超声检查的基础。尽可能选择显示心血管腔图像清晰、超声声束与血流方向相平行的断面，观察异常血流的位置；然后，进行脉冲多普勒检查，测定各项血流动力学指标。由公式（1）得知，f_d 的大小与 $\cos\theta$ 呈正比，所以检查时要使频谱多普勒取样容积与血流方向间夹角尽可能小于20°，以保证频谱测定的准确性。二、三尖瓣血流的检测以心尖四腔观为首选，主动脉瓣或左室流出道血流的检测以心尖五腔观为首选，肺动脉瓣血流的检测以心底主动脉短轴（肺动脉长轴）观为首选。存在异常分流时，如室间隔缺损、房间隔缺损或动脉导管未闭等先天性心脏病，尽量选择异常分流信号方向与声束相平行的断面进行测量分流的频谱。

（三）多普勒的分析

综合应用频谱多普勒和彩色多普勒血流显像可以对血流状态进行详细分析，观察以下指标。

1. 血流时相。频谱多普勒或彩色多普勒结合心电图可以观察各个波形的出现及持续时间，了解这些血流信号位于心动周期的某一时相。

2. 血流方向。频谱多普勒曲线上，波形分布于零位基线上下。向上的频移代表频移升高，说明血流朝向探头；向下的频移代表血流背离探头。彩色多普勒成像中，红色表示血流朝向探头，蓝色代表血流背离探头，因而彩色的类别可以清楚判断血流方向。

3. 血流速度。与彩色灰度红细胞后散射频移的大小反映血流速度的快慢，频谱多普勒中，频移的幅度可以反映血流速度；在彩色血流成像中，频移的大小用灰度级来显示，速度愈快，色彩愈亮。

4. 频谱离散度与多彩镶嵌图像。频谱多普勒中，频谱离散度系指多普勒频谱图上某一瞬曲线在纵坐标上的宽度，它代表取样容积内活动速度的分布状况。层流者取样容积内红细胞流动方向和速度基本一致，离散度很小，频谱窄，与基线间为一空窗。血流紊乱者（湍流或涡流），取样容积内红细胞流动方向不一，运行速度相差很远，离散度大，频谱明显变宽，与基线间的空窗消失，呈充填的频谱图。彩色多普勒成像时，层流者显示单一的颜色（周围色彩暗，中心色彩亮），湍流则显示出正红负蓝多种信号同时出现的多彩镶嵌的图像。

5. 血流范围。频谱多普勒通过多点取样，可将血流范围大致描绘出来；二维彩色多普勒可以较准确地判断血流范围，显示血流的起止部位、长度、宽度以及面积大小，有助于瓣膜反流与异常通道分流的评估。

（四）多普勒超声心动图的临床应用

1. 探测血流状态，如下所述。

（1）层流：主要见于正常管径的血管及没有狭窄的瓣膜口，血流无障碍。多普勒谱显示曲线较窄，光点密集，与零基线间有一空窗（图2-9A）。彩色多普勒显示色彩单纯，中心明亮，边缘暗淡的血流束。音频平滑且具有音乐感。

（2）湍流：当血流通过狭窄处时，流线发生改变，狭窄处流线集中后，流线放散，进入宽大管腔后，流线放散，离散度增大，速度参差不齐，形成湍流。频谱上光点疏散，与基线之间的空窗消失，呈单向充填的图像，彩色多普勒呈色彩明亮的高速血流束（图2-9B）。音频粗糙、刺耳。

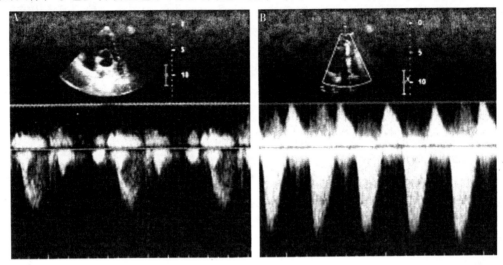

A. 正常肺动脉内血流为层流状态时的频谱图像；B. 肺动脉瓣狭窄时血流通过狭窄的肺动脉瓣
为涡流状态时的频谱

图2-9　血管内血流为层流和涡流时不同多普勒图像

（3）涡流：当血流由小腔突然进入大腔时，可产生涡流，血流方向十分杂乱，在同一时刻的取样区内，部分红细胞运动方向朝向探头，部分红细胞远离探头，因而频谱呈现双向充填的光点，彩色多普勒上见多彩镶嵌的特征性图像。

2. 探测血流速度。从公式（1）可以知道由频移值可推算血流速度，利用仪器上已设置的测量程序可直接测定峰值速度、加速度、平均速度等。

3. 测量血流容量。血流容量是指单位时间里流经心脏瓣口或大血管某一截面的血流量。

在多普勒技术中，血流容量的测定是定量分析心搏量、心排血量、分流量和反流量等多种血流动力学指标的基础。主要原理是：利用频谱多普勒血流速度（V）、血流时间（t），利用二维或M型超声心动图测量管腔面积（A），根据公式（4）：

$$Q = AVt \quad (4)$$

即可定量估计血流容量，但该公式必须满足以下前提：被测点为大腔进入小腔后的1cm左右范围内；该处管腔的横截面积不随时间而改变；空间流速分布一致（即流速剖面呈活塞型）；多普勒声束与血流方向的夹角<30°，不随时间而变化。

4. 估测压力差。在人体血管系统中，狭窄病变两端的压力阶差可由流体力学中的Bernoulli方程计算出来：

$$\Delta P = 1/2\rho(V_2^2 - V_1^2) + \rho\int(dV/dt)ds + R \quad (5)$$

式中，ΔP为压差，ρ为血液密度，V_2为狭窄口下游的流速，V_1为狭窄口上游的流速，dV/dt为血液流经狭窄口时的加速度，ds为加速距离，R为血液的黏性摩擦阻力。由式（5）可见，压差由三部分构成，其中右边第一项为血流的迁移加速度造成的压差，第二项为血流的局部加速度造成的压差，第三项为黏性摩擦造成的压差。理论和实验研究表明：在膜性狭窄时，若血流的雷诺数足够大时，则由血流的局部加速度和黏性摩擦造成的压差部分可忽略不计，而且在大多数狭窄病变时，狭窄口下游的流速V_2远大于上游的流速V_1因此$V_2^2 \geq V_1^2$，当$V_2 \geq 8V_1$时，略去V_1^2并将ρ的数值代入，可将Bernoulli方程简化为

$$\Delta P = 4V^2 \quad (6)$$

由频谱幅值推算的血流速度（V）可推算压力差（ΔP）。根据压力差的变化可评价瓣口狭窄程度及心腔压力的大小。

5. 狭窄瓣口面积的测量。各种瓣膜病变的瓣口面积是决定血流动力学改变的基本因素，也是定量狭窄程度的最可靠指标。频谱多普勒超声技术测量狭窄瓣口面积的方法主要基于流体力学的连续方程。设有流体沿流管做连续流动，在流体中任意取两截面，其面积各为 A_1 和 A_2，由连续方程定律，通过两截面的流体流量应相等，根据这一原理可以得知在一个心动周期内，血液流经不同直径的血管时，流量不变：

$$A_1 \cdot VTI_1 = A_2 \cdot VTI_2 \quad (7)$$

VTI_1 和 VTI_2 分别为一次心动周期中血流通过截面 A_1 和 A_2 时的流速对时间的积分。除此方法外，狭窄的二尖瓣口面积尚可通过压力减半时间法测量。

6. 判断反流与分流　应用二维超声心动图结合频谱多普勒可以明确地判定反流与分流的解剖部位，血流方向，血流时相及反流与分流的程度范围，被誉为"无创性心血管造影术"。另外，彩色多普勒技术可以半定量估计反流量和分流量，以前的一些方法建立在测量血流束的长度、宽度以及异常血流分布面积上；近年研究较多的是彩色多普勒血流会聚法（Flow Convergence Region，FCR），该方法建立在流体力学理论的基础上，它不仅可有效测量狭窄的瓣膜口面积，还可测定有效反流口面积、反流量以及分流量。

四、心脏功能的超声测量

M 型超声及二维超声心动图能够反映心脏结构形态，室壁运动幅度；超声多普勒检查可准确无误地测量心腔和大血管中的血流速度、血流方向、血流性质。这些技术的综合应用可以全面无创地定量估测或定性分析心脏功能，对于判断病情，指导临床治疗，观察药物疗效及预后估计均有十分重要的意义。

（一）左心功能评价

1. 心脏收缩功能的测定。超声心动图检测心脏收缩功能的指标和公式很多，大致可归纳为流量指标、时间指标及泵功能指标。

（1）流量指标。

1）M 型容量计算法：主要应用 M 型超声心动图根据左室内径的测量推算左室容量，再依据左室收缩和舒张时容量的变化求出心输出量。

i. 椭圆形体积法：应用 M 型心动图测量左室内径（D），按椭圆体体积公式 $V = (\pi/6) LD_2$ 计算左室容积（V）。式中 L 为左室长轴，通常可以用 2D 替换，故 $V = (\pi/6) 2DD^2 = \pi/3 \times D^3 = 1.047D^3$，按 $SV = V_d - V_s$ 计算心搏量（SV）（V_d 为舒张末期容积，V_s 为收缩末期容积）。

ii. 立方体法：上述式中 $V = 1.047D^3$，可以简化为 $V = D^3$，即立方体计算法，应用 M 型超声心动图测出左室舒张末期内径和收缩末期内径，则每搏输出量（SV）等于舒张末期容量（D_d^3）与收缩末期容量（Ds^3）之差。

iii. Teichholz 矫正公式法：为克服立方体积法在长短轴之比降低时对容积高估，Teichholz 根据左室造影数据的回归关系提出容积测量的矫正公式：$V = 7.0 \times D^3 / (2.4 + D_d)$，以此计算出 SV。该技术是较常用的容量计算法之一。

M 型超声心动图计算左室容积，极大程度地依靠对左室形态的假设，因而有很大的局限性。

2）二维容积测定法。

i. 单平面法。

A. 面积长轴法：在心尖二腔心观或心尖四腔心观测出左室面积（A）和左室长轴（L），按下列公式求出左心室容积：$V = (8A/3) \times L$。

B. 椭圆公式法：同样取心尖二腔心观或心尖四腔心观测出左室面积（A）和左室长轴（L），公式同 M 型椭圆形体积法公式。

C. 单平面 Simpson 法：取心尖两腔或四腔心观，勾画心内膜，按 Simpson 规则，将左室长轴按长轴方向分为若干个小圆柱体，这些圆柱体的体积之和即为左室容积。公式为 $V = \sum A \cdot \Delta h$，该方法被认为是最可靠的二维容量测定法之一。

ii. 双平面法：取二尖瓣水平短轴观及心尖二腔心观或心尖四腔心观，测量二尖瓣水平短轴左心室面积（Am）和左心室长径（L），按以下公式计算左心室容积（V）：

A. 圆柱 – 圆锥体法：公式为 $V = 2Am \cdot L/3$。

B. 圆柱体法：公式为 $V = Am \cdot L$。

C. 圆柱 – 半椭圆体法：公式为 $V = 5Am \cdot L/6$。

iii. 三平面法：最常用的三平面法为圆柱 – 截头圆锥 – 圆锥体法（亦称改良 Simpson 法）。该方法将左心室视为一个圆柱体（从心底到二尖瓣水平）和一个截头圆锥体（从二尖瓣水平到乳头肌水平）以及一个圆锥体（心尖到乳头肌水平）的体积之和，设它们的长度相等，代入以下公式可求出左心室容量（V）。

$$V = Am \cdot L/3 + (Am + Ap)/2 \times L/3 + 1/3 Ap \times L/3$$

Am 为二尖瓣水平短轴左心室面积，Ap 为乳头肌水平短轴左心室面积，L 为左心室长径。

3）主动脉血流量计算法：由 M 型或二维超声心动图测量主动脉根部直径（D），按公式 $A = \pi (D/2)^2$，推算其横截面积（A），利用脉冲多普勒技术测量主动脉内径收缩期速度时间积分（VTI），按公式 $SV = A \times TVI$ 计算心搏量（SV）。

4）二尖瓣流量计算法：用二维超声直接测量舒张期二尖瓣口面积，再利用脉冲多普勒技术测量二尖瓣口舒张期速度时间积分，仍按公式 $SV = A \times TVI$ 计算心搏量。

通过上述种种方法计算出的心搏量（SV），进一步推算一系列流量指标，全面评价心脏收缩功能。

每分输出量（CO）＝ $SV \cdot HR$（HR 为心率）

心脏指数（Cardiac Index，CI）＝ CO/BSA（BSA 为体表面积）

（2）时间指标：收缩期时间间期是经典心功能指标，采用心电图（ECG），M 型超声心动图，脉冲多普勒同步描记来测量。

1）射血前期（Preejection Period，PEP）：①ECG 的 Q 波至 M 型超声心动图主动脉瓣开放之间的间期。②ECG 的 Q 波至脉冲频谱多普勒曲线的主动脉瓣开放信号开始之间的间期。PEP 直接与左室内压上升速率（dp/dt）和心搏量有关，dp/dt 和心搏量越高，PEP 越短。PEP 尚可用于缩窄性心包炎和原发性限制性心肌病的鉴别诊断。

2）射血时间（Ejection Time，ET）：①M 型超声心动图主动脉瓣开放点至关闭点时间。②频谱多普勒的主动脉瓣开放信号至关闭信号间的时间。

3）PEP/LVET：当左心室收缩功能降低时，PEP 延长，而 LVET 缩短，PEP/LVET 增大。Wessler 标准：0.35～0.40 属正常范围，0.44～0.52 为左室功能轻度受损，0.53～0.60 为中度受损，大于 0.60 为重度受损。

4）等容收缩时间（Isovolumetric Contraction Time，ICT）：①M 型超声心动图二尖瓣关闭至主动脉瓣开放时间。②ECG 的 R 波至频谱多普勒曲线的主动脉瓣开放信号的间距减去 ECG 的 R 波至二尖瓣关闭的多普勒信号的间距。

5）总机械收缩时间（TEMS）：从 ECG 的 Q 波起至主动脉瓣关闭点的时间。

（3）速度指标：利用主动脉内的频谱多普勒曲线，通过以下指标的测定反映左心室收缩功能：①收缩期血流峰值速度。②加速时间：主动脉血流频谱起始点至峰值流速的时间。③平均加速度：收缩期最大速度除以加速时间。

（4）泵功能指标。

1）射血分数（Ejection Fraction，EF）：$EF = (V_d - V_s)/V_d$ 式中的左室容积可以通过上述 M 型或二维超声心动图方法来计算。三维超声心动图无须进行左心室几何形态假设，可以直接测量 V_d 和 V_s，然后计算左心室的 EF 值，此种方法较为准确，尤其对于有节段性室壁运动异常的患者。

2）左室内压力最大上升速率（ $+ dp/dt_{max}$ ）：这是反映左心室泵血功能的最敏感的指标之一。当存在二尖瓣反流时，采用连续多普勒记录反流频谱，速度为 3m/s 时的跨瓣压差与速度为 1m/s 时的跨瓣压差的差值（即 32mmHg）除以两点间的时间即为 dp/dt_{max}，公式表示为 $+ dp/dt_{max} = 32mmHg/\Delta t$。

3）峰值射血率（Peak Velocity Ejection Fracton，PER）：应用一种自动勾边技术，通过自动分析收缩期左室内的容积变化可以计算左室 PER。

4）左室内径缩短率（FS）：$FS = (D_d - D_s) /Ds \times 100\%$。

5）平均周径缩短率（mVCF）：$mVCF = \pi (D_d - D_s) / (LVET \cdot \pi D_d) = (D_d - D_s) / (LVET \cdot D_d)$。

一般 mVCF 比 FS 和 EF 更能反映心肌收缩功能。

6）室壁增厚率（Ventricular Thickness Fraction）（ΔT%）：为室间隔和左室后壁收缩末期厚度（T_s）减去舒张末期厚度（T_d），再除以收缩末期厚度（Ts），即

$$\Delta T\% = (T_s - T_d) /Ts \times 100\%$$

7）室间隔运动幅度（Interventricular Septum Amplitude，AIS）：室间隔左室面舒张末期位置至收缩期位置之间的垂直距离。

2. 心脏舒张功能的测定。心功能不全可以分为收缩功能障碍型心功能不全和舒张功能障碍型心功能不全，许多疾病的早期主要表现为舒张功能障碍。对 LV 舒张功能的评价是常规检查的一部分，尤其是有呼吸困难或有心力衰竭的患者。近一半新诊断为心力衰竭的患者左心室整体 EF 值正常或接近正常。这类患者的诊断是"舒张性心力衰竭"或"EF 值正常的心力衰竭"。评价 LV 舒张功能和充盈压对鉴别诊断这类综合征与其他疾病是至关重要的，如肺血管病引起呼吸困难；同时还能评价预后，确定潜在的心脏病及治疗策略。

（1）评价左心室舒张功能常用参数。

1）舒张功能障碍相关的心室形态和功能。

i. LV 肥厚：尽管舒张功能障碍在室壁厚度正常患者中很常见，但 LV 肥厚仍是引起舒张功能障碍的重要原因之一。

ii. 左心房（LA）容量：LV 容量对于临床非常重要，因为 LA 重构与超声心动图提示的舒张功能明显相关。多普勒速度及时间间期反映的是测量时的充盈压，而 LA 容量反映的是充盈压在时间上的累积影响。

iii. LA 功能：心房是通过它的储存、通道及泵功能来调节心室充盈的。LV 松弛功能受损与舒张早期 AV 压力阶差低及 LA 通道容量减少有关，而存储 - 泵功能会加强来维持 LV 舒张末期容量及正常搏出量。随着舒张功能受损的加重及 LA 收缩功能的减低，LV 充盈亦减低。

iv. 肺动脉收缩期及舒张期压力：有临床症状的舒张功能障碍患者通常肺动脉（Pulmonary Artery，PA）压力增高。因此，如果没有 PA 病变，PA 压力增加通常提示 LV 充盈压增加。

2）超声多普勒血流参数。

i. 二尖瓣口血流：包括充盈早期峰值速度（E 波），舒张晚期充盈速度（A 波），E/A 比值，早期充盈波减速时间（DT）和等容舒张时间（IVRT）。

ii. 肺静脉血流：包括收缩期 S 峰，舒张期前向血流 D 峰，S/D 比值，收缩期充盈分数（S 流速时间积分/S 流速时间积分 +D 流速时间积分）及舒张晚期 Ar 峰。其他测量包括 Ar 峰持续时间，及其与二尖瓣口 A 峰持续时间差（Ar - A），及 D 峰减速时间。

iii. 二尖瓣口彩色 M 型血流传播速度（V_p）：V_p 正常值 >50cm/s。V_p 可对评价 LV 充盈压提供有效的信息，$E/V_p \geq 2.5$ 能相对准确地提示肺毛细血管楔压（PCWP）>15mmHg。

iv. 组织多普勒舒张早期、晚期瓣环速度：包括收缩期峰（S），舒张早期峰 e′ 及舒张晚期峰 a′。继而可以计算二尖瓣口 E 波流速与组织多普勒 e′ 之比即 E/e′，这一比值在评价 LV 充盈压方面意义重大。

（2）舒张功能异常的分级：舒张功能异常的分级方案为轻度或 I 度（松弛受损）、中度或 II 度（假

性正常化)、重度或Ⅲ度(限制性充盈)。评价舒张功能时应考虑患者的年龄和心率因素,心率加快时,二尖瓣 E 峰、E/A 比值以及瓣环 e'减低。对于无心脏病史的老年人,诊断Ⅰ度舒张功能异常时应谨慎。多数 60 岁以上无心脏病病史的人群也可出现 E/A 比值 <1 和 DT >200ms,因此没有其他心血管病变征象的情况下,这类测值在这一年龄组中可视为正常。

(3)常用的超声心动图评价。

1)轻度舒张功能减低患者:其二尖瓣 E/A <0.8,DT >200ms,IVRT≥100ms,肺静脉血流频谱表现为收缩期为主(S >D)、瓣环室间隔侧 e' <8cm/s。

2)中度舒张功能异常的患者:二尖瓣口 E/A 介于 0.8～1.5 之间(假性正常化),Valsava 动作时 E/A 比值降低≥50%,E/e'(间隔和侧壁的平均值)介于 9～12 之间,并且 e' <8cm/s。其他的支持参数包括 Ar >30cm/s 以及 S/D 比值 <1。

3)重度舒张功能减低患者:左室充盈受限、表现为 E/A >2、DT 时间 <160ms、IVRT≤60ms、收缩期充盈分数≤40%、二尖瓣血流 A 波时间短于肺静脉反向波(Ar)间期、平均 E/e' >13(或者室间隔 E/e'≥15 以及侧壁 E/e' >12)。

4)对于特殊疾病的患者:LV 充盈压力评估的超声心动图指标和界限值是不同的(表2-1)。

表2-1　特殊患者群 LV 充盈压力评估的超声心动图指标及界限值

疾病种类	超声心动图指标	截断值
心房纤颤	二尖瓣 E 峰加速度	≥1 900cm/s^2
	IVRT	≤65ms
	肺静脉舒张期血流减速时间	≤220
	E/Vp	≥1.4
	室间隔处 E/e'比值	>11
窦性心动过速	二尖瓣血流频谱	呈现显著的早期 LV 充盈(EF <50%患者)
	IVRT	≤70ms 具有特异性(79%)
	收缩期充盈分数	≤40%具有特异性(88%)
	侧壁处 E/e'	>10(该比值 >12 时特异性最高,达到96%)
肥厚型心肌病	侧壁处 E/e'比值	≥10
	Ar - A	≥30ms
	肺动脉压力	>35mmHg
	LA 容积	≥34ml/m^2
限制型心肌病	二尖瓣血流减速时间 DT	<140ms
	二尖瓣 E/A	>2.5
	IVRT	<50ms 时具有高度特异性
	室间隔 E/e'	>15
非心源性肺动脉高压	侧壁 E/e'	<8
二尖瓣狭窄	IVRT	<60ms 具有高度特异性
	IVRT/TE - e'	<4.2
	二尖瓣血流 A 峰速度	>1.5cm/s
二尖瓣反流	Ar - A	≥30ms
	IVRT	<60ms 时具有高度特异性
	IVRT/TE - e'	<3,可以用于估测 EF 值正常的二尖瓣反流患者的 LV 充盈压
	平均 E/e'	>15,只适用于射血分数减低的患者

注:上述情形应用多种方法综合判定,不能依靠单一一种方法得出结论。特异性指预测左心房充盈压 >15mmHg。

(4)影响因素:虽然综合应用上述指标可以有效地评价左心室舒张功能,但这些指标受多种因素影响。因此，在临床检测和应用时应充分考虑分析。主要影响因素有：年龄、心率、取样容积位置、左心房压力及左心室压力。

（二）右心功能评价

右心室对于心肺疾病患者的发病率和死亡率而言，具有重要的临床意义。因此，我们在关注左心室功能的同时，应该注重右心室功能的评价。

1. 右心室收缩功能的评价。评价右心室收缩功能的指标很多，许多研究表明具有临床意义的指标包括三尖瓣环收缩期位移（TAPSE），右心室心肌做功指数（RIMP），右心室面积变化率（FAC），基于组织多普勒的三尖瓣外侧瓣环收缩期峰值速度（S'）。

（1）TAPSE：可以通过 M 型超声心动图于三尖瓣外侧瓣环测得，是评价右心室纵向收缩功能的指标，但是其与右心室整体收缩功能具有良好的相关性。

（2）RIMP：可由频谱多普勒或组织多普勒测得，通过测量等容舒张时间（IVRT）、等容收缩时间（IVCT）和射血时间（ET），然后通过公式：心肌做功指数（MPI）＝（IVRT＋IVCT）/ET，计算得出。

（3）FAC：于心尖四腔心测量获得，应注意右心室应显示充分，不能有假性缩短。收缩期和舒张期均能够显示右心室心尖和侧壁为宜。

（4）S'：由组织多普勒测量三尖瓣侧壁瓣环获得，测量时三尖瓣环与右室侧壁与取样线应尽可能在一条直线上。

2. 右心室舒张功能的评价。评价右心室舒张功能的指标包括舒张期跨三尖瓣口的 E 峰与 A 峰的比值（E/A），频谱多普勒和组织多普勒舒张期早期峰值速度比值（E/E'），舒张早期 E 峰减速时间（DT）。

第二节　冠状动脉腔内超声检查

一、正常动脉解剖的血管内超声图像

在血管内超声（IVUS）的图像中，超声导管在血管的中央，周围依次为管腔、内膜、中层和血管壁外膜及毗邻结构。

（一）管腔

当频率＞20MHz 时，流动的血液显现出一种特征性回声，在录像序列中看起来像有微细纹理的回声以涡流方式移动。这些血液"斑点"有助于辨认管腔与管壁结构（图 2－10），并可以证实夹层切面和血管管腔之间的通道。使用较高频率的血管内超声时，成像的血液斑点更为明显，可能会干扰界定血液和斑块组织的界面，在进行血管内超声显像时，用生理盐水冲洗血管或使用对比剂可以有效帮助区分血管腔和血管的界面。

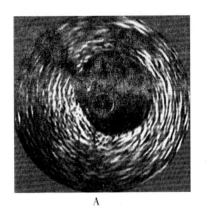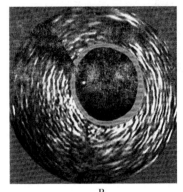

A   B

A. IVUS 显示冠状动脉管腔、内膜、中膜和外膜结构，中间为引导导丝影像。11 点钟处阴影为引导导丝反射影；B. 用电脑技术勾画出冠状动脉的结构，以显示管腔、内膜、中膜和外膜

图 2 - 10　IVUS 显示的血管结构管腔、内膜、中膜和外膜

（二）血管壁

在离体的、经压力扩张的血管中进行的血管内超声研究显示出正常的冠状动脉特点。组织界面声阻抗突然改变时可产生超声反射。在正常的冠状动脉血管，血管内超声可以帮助我们观察到正常动脉的 2 个界面：一个在血液边际和内膜前缘；另一个在外弹力膜（EEM），位于中膜 - 外膜界面。内膜尾缘定义不清，不能用于可靠的测量。外膜外部边界融合到周边组织中也是模糊的。在高质量的图像中，有时可以更清楚地看到相对于无回声层的中膜。有研究指出，年轻人的内膜厚度正常值为（0.15 ± 0.07）mm。大多数研究者使用 0.25 ~ 0.50mm 作为内膜厚度上限的正常值。

（三）毗邻结构

根据动脉血管的大小，可以区别的毗邻结构包括动脉侧分支、心脏静脉和心包（图 2 - 11）。通过血管的超声导管回撤时，在图像的边缘特征性地出现动脉侧支，然后汇入成像的血管。心脏静脉与动脉血管平行或交叉，特点为不与成像血管连接，收缩期的压缩亦可帮助识别。在序列研究中毗邻结构常被用做匹配图像的标志，其识别在其他情况下也很重要，例如 PICAB 术程（经皮原位冠状动脉旁路移植术），即建立近端冠状动脉和冠状静脉之间的管道，为缺血心肌提供新的氧合血来源。

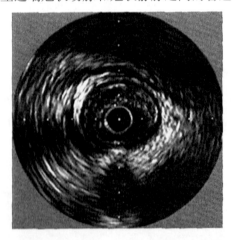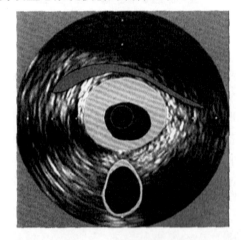

图 2 - 11　IVUS 显示的血管和毗邻结构

（四）血管分叉

由于独特的血流动力学特征，血管分叉容易引起早期的偏心性斑块。在血管内超声图像中，超声导

管通过主血管回撤时往往可以看到侧支血管近端的部分，但是由于超声导管相对侧支血管的偏心位置，评估这些血管内超声的图像就比较困难。

二、冠状动脉腔内超声的操作方法

（一）操作过程

血管内超声仪的操作较为简单，超声导管的操作需要由在有创性心血管诊疗方面有丰富经验的专业人员进行。在常规选择性冠状动脉造影后，将0.36mm（0.014英寸）的导引导丝通过病变部位，然后缓慢送入超声导管到达病变远端，一般在慢慢撤出时，自病变远端向近端连续记录超声图像，血管扩张成形的患者，在扩张前后行冠状动脉腔内超声检查。在检查过程中，应充分肝素化，活化凝血时间（ACT）大于300s。

冠状动脉血管内超声可以明确粥样硬化斑块的结构成分，从更深层次做出诊断，提供更多有关斑块的信息。

1. 斑块的形态。分清斑块为对称性斑块或偏心性斑块，有助于了解血管和动脉粥样硬化斑块的结构，选择和指导进一步治疗方法。

2. 斑块的成分。能分清3种不同的斑块成分，低回声区为脂质，中度回声区为纤维，高回声区为钙化，冠状动脉内血栓则表现为管腔内边界不太明显的均匀低回声区。

3. 斑块钙化部位。钙化的斑块往往影响血管成形的效果，因而必须明确诊断斑块钙化的部位。血管内超声可显示斑块内斑块，具有特征性高回声或更亮的回声（比外膜还亮）并具有声影。大多数粥样硬化性病变是纤维性的。密度高的纤维斑块可引起大量声影，可能误认为是钙化（图2－12）。

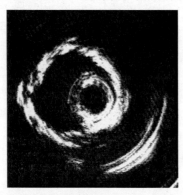 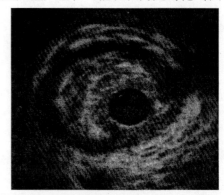

A.钙化斑块　　　　　　　　　　　　　　　B.纤维化斑块

图2－12　钙化病变和纤维化病变

4. 血栓性病变。管腔内物质常常表现为分层、分叶或有柄状，相对透声或灰度可变，有斑点或闪烁；某些血栓内也可能出现"微通道"内血流；血流淤滞有时可与血栓混淆，注射对比剂或生理盐水可分散淤滞的血流，使管腔结构更为清楚可辨（表现为黑色），可把血流淤滞与血栓鉴别开，血栓没有特异性的表现，IVUS诊断的血栓应该考虑是推测性的（图2－13）。

5. 血管狭窄的程度。血管内超声能准确测定粥样斑块的大小及血管狭窄的程度，明显优于血管造影。尤其对于有夹层的血管病变，更具有独特的优势。

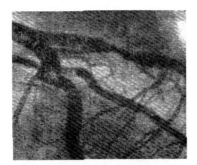
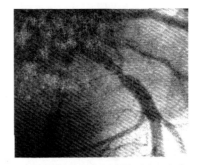

A.前降支近端明显狭窄　　　　　　　B.前降支狭窄伴有显影不清，发白

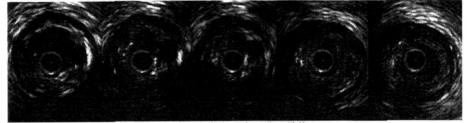

C.管腔内模糊不清，呈云雾状

IVUS 诊断的血栓考虑是推测性的和经验性的

图 2-13　前降支血栓征象

（二）冠状动脉腔内超声图像

正常冠状动脉在血管内超声上呈现管壁光滑、回声均匀的反射。随着年龄的增加，管壁可出现 3 层回声反射。有人认为，这 3 层结构为组织学上的内膜、中膜及外膜，近来有学者认为超声图像上的 3 层并非完全与组织学的结构相一致。

病变斑块分为以下几类。

1. 软斑块。在通过斑块病变的超声图像连续分析中，80% 以上斑块部位为内膜增厚回声，回声视屏密度均匀，强度低于血管外膜，没有钙化反声。

2. 纤维化斑块。在对通过斑块病变的超声图像连续分析中，80% 以上斑块部位由均匀的密度较高的回声组成，其密度等于或大于血管外膜反声密度，无钙化回声。

3. 钙化斑块。斑块内可见强而亮的回声，并有声学阴影，至少在一个超声面上，可见强回声占血管周径的 50% 以上（图 2-14）。

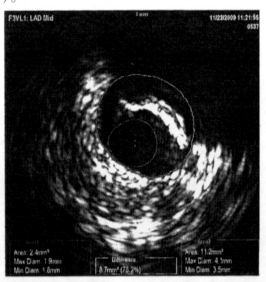

斑块内可见强的回声（10~15 点），并有声学阴影

图 2-14　钙化病变

4. 混合性斑块。在对通过斑块病变的虚拟影像超声图像连续分析中，斑块内强回声并有声学阴影的范围小于血管周径的90%，散在分布。在图2-15中，钙化病变（DC）占6.8%，坏死性成分（NC）占29.6%，软斑块（FI）和纤维斑块（FF）者各占55.9%和7.7%。

5. 内膜下增厚。内膜下层增宽，大于500μm，斑块面积小于血管总面积的35%。

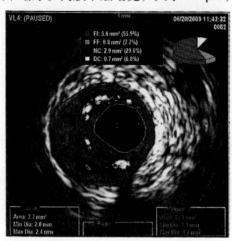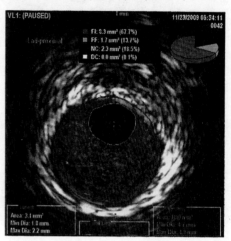

虚拟影像技术可把斑块分为4种类型：软斑块、纤维斑块、坏死斑块和钙化斑块

图2-15　斑块类型

（三）有关血管内超声的测定方法

血管的总面积是以血管中心至血管中膜-外膜的面积，血管腔面积为血管中心至血管内膜锐缘的面积，斑块面积是血管总面积与血管腔面积的差。在组织学上正常的血管，因为血管内膜非常薄，中膜层厚度小于500μm。若以上结构增厚，即称为粥样斑块。

1. 相关术语。在进行冠状动脉管腔管壁和斑块测量时，涉及以下术语。

近段参考血管：狭窄近段最大腔的位置，但在相同的节段内（通常在狭窄10mm内，但没有主要的需要介入的分支）。

远段参考血管：狭窄远段最大腔的位置，但在相同的节段内。

最大参考血管：近段或远段最大参考血管的位置。

平均参考管腔大小：在近段及远段参考处管腔直径的平均值。

病变：与确定前参考血管相比，病变是粥样斑块累积的。

狭窄：与确定前参考节段腔相比，狭窄是指管腔横截面减少至少50%的病变。

2. 管腔测定。确定管腔边界后可进行管腔测定，所有测量径线均应经过管腔中心而非IVUS导管中心（图2-16）。

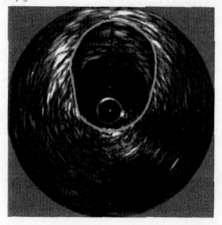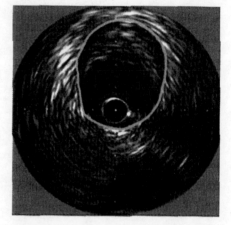

图2-16　管腔结构

管腔横截面积：管腔边界包绕区域的面积。

最小和最大管腔直径：分别为经过管腔中心的最小和最大直径。

管腔偏心率：（最大管腔直径 – 最小管腔直径）/最大管腔直径×100%。

管腔面积狭窄率：（参考管腔横截面积 – 最小管腔横截面积）/参考管腔横截面积×100%。这一公式使用的参考段应予注明（近端管腔、远端管腔、最大管腔或平均管腔）。此测量值与血管造影中测量的血管狭窄百分率近似。

对于没有动脉粥样硬化的血管，IVUS 和血管造影的测量值密切相关。然而，对于有病变的动脉，研究者们发现两值仅为中等相关（r = 0.7 ~ 0.8），标准差 > 0.5mm。比较研究发现，血管造影的测量值和 IVUS 测量值在机械性介入干预后差异最大。因为在机械介入干预后，管腔形态变得极其复杂。

3. 外弹力膜测量。

外弹力膜（EEM）横截面（CSA）="血管面积"或"血管总面积"。

外弹力膜（EEM）横截面（CSA）=总动脉横截面=中膜面积

斑块（P）面积 + 中膜（M）面积 = 外弹力膜横截面 – 非支架病变处管腔的面积
　　　　　　　　　　　　　　 = 外弹力膜横截面 – 有支架病变处支架的面积

内膜增生面积 = 支架面积 – 管腔面积

IVUS 图像内几乎总是见到中膜及外膜之间不连续的界面，它与 EEM 位置密切相关。描绘好 EEM 边界后，可进行以下测量（图 2 – 17）。

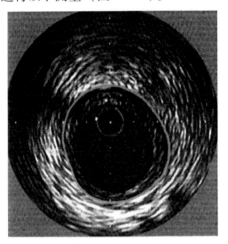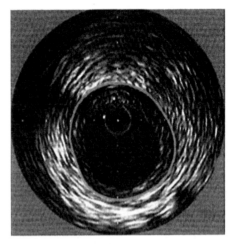

图 2 - 17　里线显示管腔面积，外线显示内弹力膜面积

外弹力膜横截面积（EEM CSA）：EEM 边界包绕区域的面积。

最小和最大弹力膜直径：分别为经过 EEM 中心的最小和最大直径。

在 IUVS 图像中常见中膜和外膜交界处有一个明确的相对固定的界面，与 EEM 定位密切相关。此测量值的正确名称应该是 EEM 面积而不是血管面积。在较大分支起源部位或大面积钙化灶产生声影的区域，无法可靠测量 EEM 周长和面积。如果声影的弧形 < 90°，可根据邻近部位的 EEM 来推算，但测量的准确性和可重复性下降。如果声影的弧度 > 90°，不必测量 EEM。同样，有些支架可能使 EEM 边界变得模糊而导致测量结果不准确。

4. 斑块测量。斑块加中膜（或粥样硬化）：EEM CSA – 管腔 CSA。

粥样硬化斑块最大厚度：沿着管腔中心的连线，从内膜主要边缘到 EEM 的最大距离。

粥样硬化斑块最小厚度：从内膜主要边缘到 EEM 的最短距离。

粥样硬化斑块偏心性：（粥样硬化斑块最大厚度 – 粥样硬化斑块最小厚度）/粥样硬化斑块最大厚度（图2 – 18）。

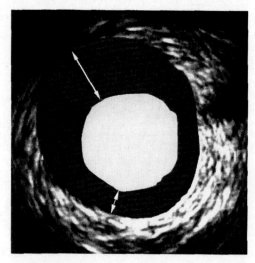

里面区域示管腔，外面区域示斑块

图2 – 18 斑块测量

基于上述测量，斑块的偏心率定义如下。

斑块偏心率：（最大斑块厚度 – 最小斑块厚度）/最大斑块厚度×100%。

斑块负荷：斑块横截面积/EEM横截面积。斑块负荷表示的是动脉粥样硬化斑块占EEM的比例，与管腔狭窄程度无关。

纵向病变程度："弥漫型"指在某一血管节段内，每个部位均出现内膜异常增厚；"局限型"指邻近病灶处的血管壁几乎没有病变。

注意：由于难以区分中膜（内弹力膜）前缘，IVUS不能准确定位粥样斑块组织学实际区域（内弹力膜包绕的面积）。因此，IVUS研究中采用（EEM横截面积 – 管腔横截面积）作为动脉粥样硬化斑块实际面积的替代指标，即"斑块面积 + 中膜面积"。就组织学而言，早期的粥样斑块与中膜厚度的结构性改变相关。然而，在临床实践中，因为中膜面积只占斑块面积中很小的一部分，把中膜算进斑块里并不影响IVUS测量，这种方法测量的斑块面积与组织学密切相关。

区别斑块负荷与造影评估的管腔狭窄率非常重要，前者代表动脉粥样硬化斑块占EEM的比例，后者指病变部位管腔大小相对于参考管腔大小的比例。

5. 狭窄分析。斑块（或粥样硬化）负荷是指粥样硬化CSA（EEM CSA – 管腔CSA）/EEM CSA。

6. 管腔最小面积测量。在最狭窄处测量的管腔面积为最小管腔面积（Minimal Lumen Area，MLA）。一般认为在心外膜血管近段2/3，MLA < $4.0mm^2$考虑有意义，左主干MLA < $6.0mm^2$考虑有意义。

有学者报道，70段人体动脉节段进行血管内超声和病理组织学对比研究，超声对正常血管、稳定斑块、破裂斑块及血栓诊断的敏感性分别为100%、100%、81%和57%，特异性分别为81%、88%、95%和100%。有研究发现，冠心病90处向心性病变造影和超声相关良好（r = 0.93），而对72处偏心性病变，二者相关较差（r = 0.77）。对偏心性病变血管造影不易发现，诊断率较低。

7. 钙化灶的测量。钙化灶为冠状动脉粥样硬化斑块的信号，IVUS是一个检测钙化灶非常敏感的方法。钙沉积阻挡了超声对组织的穿透力，呈强回声影，此现象称为声影。因此，IVUS只能够探测到钙化灶的前缘，而不能够检测其厚度。

浅层或深层：以粥样斑块厚度的50%处为界划分，分别为声影前缘位于此界限的浅层或者深层。

钙化影弧度的测量（用角度表示）：可以用电子量角器以管腔中点为圆点来测量。

冠状动脉节段内钙沉积长度：可用自动回撤装置进行测量。

8. 血管重构的测量。动脉重构指在动脉粥样硬化斑块病灶的进展过程中EEM面积发生改变。IVUS

可在体评价血管重构。

重构指数或重构率：狭窄段 EEM 横截面积/参考段 EEM 横截面积。重构指数是测量血管重构程度和方向的指标。扩张性（正性）或者缩窄性（负性）重构的定义分别为狭窄处 EEM 横截面积大于或小于参考段 EEM 横截面积。重构指数 >1.05 为扩张性（正性）重构，重构指数 <0.95 为缩窄性（负性）重构。

9. 支架测量。支架在 IVUS 图像上形成另一个边界。常用以下支架测量。

支架横截面积：支架边界包绕的面积。

最小和最大支架直径：分别为经过支架中心的最小直径和最大直径。

支架对称性：(最大支架直径 – 最小支架直径)/最大支架直径×100% 。

支架膨胀指数：最小支架横截面积/参考支架横截面积（可以选择支架近端、远端、最大或平均参考面积）。

支架贴壁：指支架柱与血管壁结合情况。贴壁良好的定义是指二者结合紧密，二者之间无血流通行。经指引导管注射冲洗盐水或对比剂可以显示支架柱与血管壁之间有无血流信号，从而识别支架的贴壁情况。

金属支架为超声的强反射体，超声图像呈现为沿血管周围走行的回声点或回声弧。由于设计和材料的不同，每种支架表现略有差异。管型支架或网眼支架表现为局部的金属样点状回声，而缠绕型支架则表现为血管壁小断面相对应的弧形回声。与钙化声影类似，支架柱后方也有回声信号失落区。近年来引进的覆膜支架（塑料覆膜）使支架柱的回声衰减并在 IVUS 上呈特征性表现（图 2 – 19）。

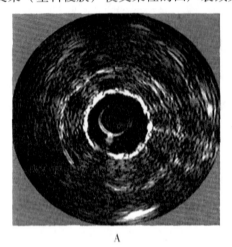 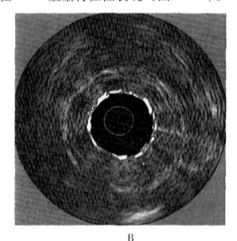

A   B

图 2 – 19　覆膜支架植入后超声图像

10. 长度测量。自动回撤装置采集的图像可进行 IVUS 长度测量（回撤时速×时速）。该方法不仅可用于判断病变的长度，还可对包括钙化长度在内的某些轴向参数进行分析。

11. 容积测量。冠状动脉血管内超声容积定量分析（QCU）：进行容积 IVUS 分析需选取 2 个特征基准点（起点和终点，如侧支）之间的冠状动脉靶节段，回撤数字化图像序列自远端参考点开始以 0.5 ～ 1mm 间隔选取图像，测量每一幅图像的管腔面积和 EEM 面积，采用 Simpson 法通过斑块面积乘以相邻图像的距离来计算斑块的体积。因无法可靠测量侧支和钙化位置的 EEM 面积，限制了容积测量法的应用。建议按照指南测量，即当在某一幅图像中遇到侧支时，可推测 EEM 边界位置进行测量。当钙化形成的声影仅涉及相对比较小的角度（<90°）时，其周长测量可由最接近可确认的 EEM 边界来推测，但其准确性和可重复性有所降低。如钙化的圆周范围 >90°，则不能报告 EEM 测量结果。在检测支架内再狭窄的研究中，新生内膜容积分析结果常作为主要终点。由于大部分支架的设计会使 EEM 边界分辨不清，通常不报告斑块的总体积。

三、冠状动脉腔内超声的临床应用

冠状动脉腔内超声的临床应用仍有争论。血管内超声系统及超声导管价格昂贵，其临床作用尚不十分清楚。经近年来临床初步应用，越来越显示其潜在的发展前途及应用价值：在决定临床介入性治疗时，血管内超声提供了血管造影不能提供的信息，尤其对血管内支架的放置有重要的指导作用。

（一）早期冠状动脉病变的诊断

动脉粥样硬化早期常发生血管的代偿性扩张以抵消由斑块引起的血管腔狭窄，血管造影只能显示被对比剂充填的血管腔的轮廓，因而不能发现早期的动脉硬化病变（图2-20）。一旦血管造影发现血管狭窄，一般均为中、晚期病变。一组临床上诊断为X综合征的55例患者，运动负荷试验阳性，临床上有胸痛症状，冠状动脉血管造影未发现明显血管狭窄，冠状动脉腔内血管超声检查诊断为早期冠状动脉病变25例。这类患者在某些因素的作用下，病变部位易发生血管痉挛，导致心绞痛。病理和血管内超声研究发现，冠状动脉狭窄程度在40%以下时，血管造影常是正常的。对某些偏心的或不规则的病变，血管造影常低估狭窄程度。因此，血管内超声对早期冠状动脉粥样硬化可提供诊断依据，有助于发现早期冠心患者。IVUS与冠状动脉造影不同，IVUS确实能精确测量。分析病变的形态：①权衡潜在的问题（例如LM疾病、严重的近段或远段疾病）。②评价病变的严重程度。③分析不常见的病变形态（如动脉瘤、钙化、血栓、支架内再狭窄等）。④测量血管大小。⑤测量病变长度。⑥确定及调整介入的最终结果。⑦分析并发症。

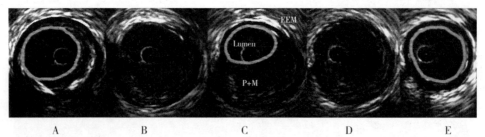

近端血管可见轻微斑块（A），（B、C）段可见巨大斑块（P+M=斑块+内膜），同一血管不同部位斑块面积不一样（D、E）

图2-20　冠状动脉早期血管造影

（二）评估血管造影难以判断的病变

在怀疑冠心病的患者中，10%~15%的冠状动脉造影结果正常，而IVUS常能发现这些患者存在的隐匿病变。因为有些病变类型即便通过多体位投照，也很难发现明确的影像学特征。血管造影不易分辨的病变包括：临界病变、瘤样病变、开口病变、血管扭曲、左主干病变、血管局限性痉挛、斑块破裂、血管成形术后形态、腔内充盈缺损/血栓以及血管造影中的模糊病变（图2-21）。

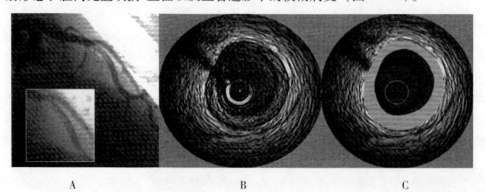

A. 前降支中段模糊不清；B. IVUS显示管腔内有血栓征象；C. 黄色示斑块，红色示管腔，中间的紫红色示血栓评估左主干病变

图2-21　血管造影中的模糊病变

IVUS通常用于判定上述病变的性质。对于临界病变，IVUS则可提供新的证据，帮助确定病变狭窄是否有意义。根据临床情况的不同，一部分病例可能还需要冠状动脉内血流动力学信息来辅助诊断，如血流储备分数（FFR），而非仅仅需要冠状动脉解剖信息。

有时，仅凭冠状动脉造影很难评估左主干病变的严重程度，主动脉瓣叶不透射线或对比剂层流可使左主干开口部位显示不清。若左主干较短，则缺乏正常血管段作参照，左主干远端病变可被前降支/回旋支分叉所掩盖。在这些情况下，IVUS常可提供额外的信息。在回撤IVUS时要保证导引导管退出左主干开口，以充分显示开口部情况。目前对左主干显著狭窄的最小横截面积尚无定论。有研究认为，最小横截面积（MLA）7.5mm^{2}可暂缓介入治疗。这是正常低限，根据基本无病变的左主干平均最小横截面积（16.25±4.3）mm^2 – 2SD（2个标准差）得出。而依据患者预后应用受试者工作曲线计算出最适宜MLA为9.6mm^2。既往的对照研究显示，MLA为5.9mm^{2}与FFR为0.75意义相当。

（三）指导血管内支架的放置

这是目前认为最有价值的应用，特别是对于某些X射线不能显示的血管内支架。血管内超声在支架放置前有助于确定病变的部位、大小及斑块的性质、钙化的程度、有无血栓、是否适合进行血管扩张治疗。在支架放入后，再次进行血管内超声检查，了解支架扩张是否充分，是否与血管内膜相贴。在支架放入后血管造影所见60%是满意的，实际上支架并非完全扩张，需要进一步扩张，支架扩张满意的超声标准是，支架与血管内膜完全紧贴无间隙。目前已将血管内超声作为支架放置的常规检查，也作为随访检查的重要方法，可显示支架内内膜增生引起的再狭窄。

（四）在血管扩张成形术中的应用

血管内超声有助于判断血管扩张成形术（PCI）扩张冠状动脉的机制，球囊扩张通过斑块破裂、内膜撕裂与中层分离，使邻近血管壁伸展。如斑块未发生破裂，血管腔的扩大仅是由于管壁暂时伸展引起，则可能在数分钟或数小时内回缩。软斑块病变处球囊扩张后扩张的血管容易回缩，纤维及钙化斑块血管扩张效果可能较好，但钙化病变扩张后易发生夹层，这是PCI后早期血管再闭塞的重要原因。钙化的存在及其程度和范围有利于判断各种介入治疗的效果和预后。应特别重视对钙化病变的处理。有研究发现，冠状动脉造影钙化病变的检出率明显低于血管内超声的检出率。126例冠状动脉造影未见钙化病变的患者，血管内超声发现83例有钙化病变。血管内超声还能发现PCI术后的各种血管并发症，如是否发生夹层、撕裂和血肿，判断残余狭窄、残余斑块。不少研究发现PCI前血管造影和血管内超声对血管内径和面积的测量相关尚好，但PCI术后二者相关甚差，血管造影常高估血管内径，低估残余狭窄的程度。故认为介入治疗后，血管内超声检查更为可靠。如狭窄仍很明显，应再次扩张或植入支架。新近的文献认为，血管内超声发现钙化的符合率、敏感性和特异性分别为82%、73%和87%。

（五）评价定向性冠状动脉斑块旋切术的效果

冠状动脉造影常错误判断斑块旋切的结果，不易发现残余狭窄，血管内超声能准确测定残余斑块的面积。临床研究发现，40%定向斑块旋切术需在血管内超声的引导下进行，并用球囊扩张成形。

（六）检出冠状动脉血栓

冠状动脉造影对冠状动脉内血栓的发现极不敏感，血管内超声发现血管内血栓虽不如血管镜敏感，但明显优于冠状动脉造影。

（七）识别不稳定性斑块

病理学研究证明，偏心病变或有纤维帽的软斑块易发生破裂。斑块穿孔、出血或斑块内容物暴露于血流，形成血栓，造成临床缺血发作。有学者报道，71%的不稳定型心绞痛患者为血管造影的Ⅱ型偏心斑块。冠状动脉内血管镜可以直接观察到斑块，无论血管造影还是血管镜均不能诊断未发生破裂的斑块。新近有研究发现，血管内超声能识别一些易破裂的不稳定性斑块。不稳定型心绞痛患者的74%为软斑块，而斑块的钙化成分在稳定型心绞痛和不稳定型心绞痛患者之间有显著差异（45%与16%，P＜0.01）。这些差异说明，不稳定型心绞痛具有其斑块特征。血管内超声能发现斑块内易于破裂的软斑块成分（图 2 - 22）。有学者报道，血管内超声发现不稳定性斑块的能力优于常规血管造影。

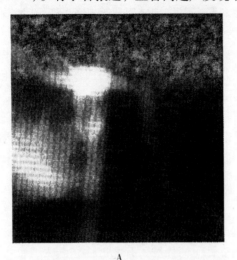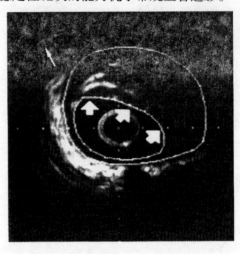

A   B

若左主干 MLA≤6mm^2 会引起缺血，偏心病变提示斑块不稳定，必须治疗

A. 冠状动脉造影显示左主干管状病变，狭窄严重；B. IVUS 显示偏心病变伴严重狭窄

图 2 - 22　左主干偏心病变伴临界狭窄

（八）评价介入治疗后夹层、壁内血肿和其他并发症

通常血管内超声可识别介入术后夹层和其他并发症，因此可用于指导治疗。夹层根据累及内膜、中层和外膜的不同深度分型。在治疗支架内再狭窄后，偶尔可见支架内新生内膜组织的撕裂（图 2 - 23）。在前降支中段置入支架几个月后，常规进行造影偶可见慢性夹层。壁内血肿是指血管中层存留有血液，使内、外弹力膜分离。

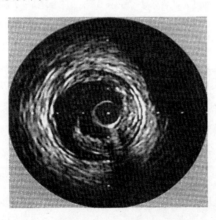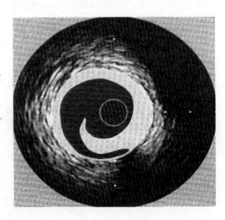

A   B

图 2 - 23　内膜撕裂超声征象

（九）评估再狭窄和支架内再狭窄

Pasterkamp 等对外周血管的超声研究首次提供了血管负性重构（即血管局限性收缩）的证据，除内膜增生之外，这是晚期管腔丢失的主要机制。Mintz 等的系列研究发现，PCI 术后的管腔丢失，70% 源自最小外弹力膜横截面积的缩小，内膜增生仅占管腔丢失的 23%。

与动脉负性重构和新生内膜增生 2 种因素有关的球囊血管成形术及旋切术后再狭窄不同，支架内再狭窄主要原因是新生内膜增生（图 2 - 24）。系列 IVUS 研究发现，支架置入的冠状动脉节段，支架柱支撑部位的管腔面积变化不显著，提示支架抑制了动脉重构过程。接下来的研究发现，术后晚期管腔丢失与支架内新生内膜的增生程度密切相关（r = 0.98）；因为内膜增生程度与术后支架内面积无关，所以增加术后的最小支架绝对面积可降低再狭窄率。这就是小血管或支架扩张不充分时再狭窄发生率高的原因，介入治疗增加的管腔不足以弥补随访期间的内膜组织增生。

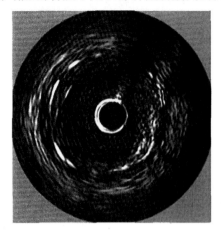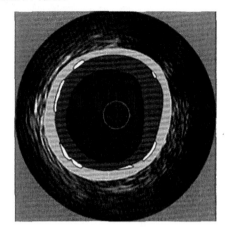

内黑线圈为管腔，两黑线圈之间为内膜增生

图 2-24 支架术后内膜增生

上面提到的多数序列影像研究首先在随访时找到最小管腔面积处，记录截面图像，再与干预前或干预后的同一截面图像做比较，可寻找一个参照点，如血管或血管周围标志，寻找相同截面。实际上这种序列的研究有一定的局限性，因为轴向上再狭窄的位置并不是干预前或干预后最狭窄的部位。近年更流行的研究方法是对整个病变节段行容积分析，而不是仅分析病变最重的位置，这种方法可帮助判断组织增生最明显的部位到底是位于支架内，还是支架附近的参考血管。用 IVUS 容积法分析置入支架的冠状动脉节段很有潜力，特别是有助于掌握放射治疗和药物洗脱支架的疗效。

（十）评估放射治疗和药物洗脱支架

超声有助于评估放射治疗技术。IVUS 研究证实，放射治疗可抑制支架内新生内膜增生，但在治疗边缘部位却加速了再狭窄，这是放射剂量的边缘衰减所致，即所谓的"糖纸效应"。放射剂量的分布取决于管腔中动脉粥样硬化斑块的厚度、组成及导管位置，冠状动脉造影无法获取这些信息。因此，目前有些研究正在应用超声影像来指导放射治疗，目的是提高疗效。

对随访研究而言，最重要的一点是，局部放射治疗和置入药物洗脱支架后，不仅能分析病变最严重的部位，邻近的部位也很重要。原因就是，大量的再狭窄并不只发生于介入干预前病变最重的节段，也可以累及没有干预的边缘节段，表现为动脉重构和放射治疗后的糖纸效应。

（十一）测定斑块进展和逆转

为明确自体冠状动脉和移植血管病的进展和逆转，往往采用 IVUS 序列测量相同的病变部位或血管段，并对基线和随访研究时的血管部位或血管段进行匹配。常用的方法是借助血管造影或 IVUS 检查的标志（如分支血管、心包和伴行静脉），把图像放在一起以便准确匹配，并通过比较来发现斑块形态和体积的变化。这种方法有一定的价值，但也有局限性。

分析动脉粥样硬化病变部位的病变特征很重要，可以借此了解斑块的组成和稳定性。但病理学研究发现，冠状动脉疾病是弥漫性病变，冠状动脉内往往有多处病变。自体的 IVUS 研究发现，冠状动脉内的斑块分布往往很弥散，并非冠状动脉造影所见的局限性狭窄。造成这种造影和断层影像分析差异的原因是，在冠心病早期外弹力膜向外膨胀（扩张性重构），导致管腔扩大，管腔不受斑块的影响。

总体评价斑块负荷能定量评估斑块的进展和逆转。为了解疾病进展的全过程，有必要分析斑块负荷的空间分布，以及整个血管段的重构。对定量分析斑块负荷的容积而言，需要结合分析一定范围内的连续斑块面积测量。用马达机械回撤 IVUS 探头，探查整段血管，目的是选定 2 个标记点间的血管段用于匹配和比较。一旦确定了靶血管段，就应将超声导管探头置于远端的标志点，如分支开口，再用马达机械回撤探头。分析时以分支为起点，在均等的间隔（通常为1mm）采集图像。研究发现，用这种方法测得的斑块体积加中膜体积的重复性很高，在序列IVUS检查时可发现斑块体积的细微变化。斑块负荷对预后的影响尚不明确，但有一个假说很有趣，该假说认为，全身性因素作用于一个较大的斑块时会使其更不稳定，从而增加临床事件的风险率。因此，评价斑块负荷是判断斑块易损性的重要组成部分。

（十二）冠状动脉血管壁病变的检测

在心脏移植的临床应用方面，冠状动脉腔内超声检查有助于发现排斥反应。有临床研究发现，移植心脏冠状动脉病变不同于冠状动脉粥样硬化性病变，其主要表现为血管壁增厚，管腔狭窄并不明显。血管造影不能发现血管壁的改变，而血管腔内超声可以观察到管壁的增厚，故对早期发现移植心脏排斥反应具有重要意义。

（十三）序列随访评估自体冠状动脉粥样硬化变化

对亚临床冠状动脉粥样硬化病变进行系列检测和定量分析能够评估不同治疗的效果。一项小规模研究观察了3年的普伐他汀或饮食控制对轻度冠状动脉病变的影响，通过对匹配的IVUS图像的分析，研究人员发现对照组斑块面积增加了41%，而治疗组则降低了7%。与之类似，在一项序列IVUS研究中，Schartl等观察了131例冠心病患者降脂治疗后的斑块体积和形态的变化。12个月后，阿托伐他汀组的斑块体积比常规治疗组稍有增加，但未达到统计学差异，阿托伐他汀组的斑块超声密度明显增高，有可能是病变处脂质成分减少所致。

新近公布的Reversal研究将低密度脂蛋白胆固醇（LDL－C）水平为1.25～2.1g/L的患者随机分入阿托伐他汀80mg组或普伐他汀40mg组，在基线和随访18个月时用IVUS对这些患者进行检测，2次检测保持同样的条件并由中心实验室采用盲法测量。全美34个中心共655名患者接受随机检测，最终502例完成试验，这些患者的基线平均LDL－C水平为1.502g/L。治疗后，普伐他汀组患者的LDL－C水平降至1.1g/L，而阿托伐他汀组降至0.79g/L（P＜0.0001）。普伐他汀组患者的C反应蛋白（CRP）降低了5.2%，阿托伐他汀组降低了36.4%（P＜0.0001）。斑块体积变化百分比作为研究的主要终点，普伐他汀组比基线时增加了2.70%（P＝0.001），而阿托伐他汀组小幅降低（0.4%），证实斑块没有进展（与基线相比，P＝0.98）。两组相比，阿托伐他汀组的斑块进展速度明显低于普伐他汀组（P＝0.02）。更为重要的是，阿托伐他汀组进展较慢的趋势与基线的LDL－C水平无关。这一结果提示高胆固醇血症患者使用阿托伐他汀80mg强化治疗可阻止冠状动脉粥样硬化的进程。Asteriod研究显示，瑞苏伐他汀40mg能使冠状动脉斑块减少9.8%（图2－25）。

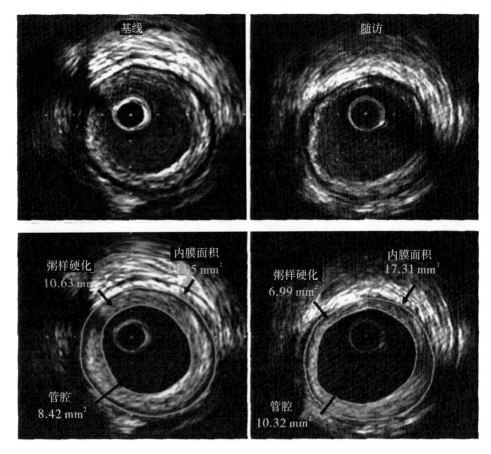

图2-25 长期坚持服用他汀类药物可使冠状动脉斑块缩小

四、冠状动脉腔内超声的并发症和局限性

冠状动脉腔内超声是在冠状动脉造影时进行的，其有与冠状动脉造影相似的并发症，包括冠状动脉痉挛、空气栓塞、急性心肌梗死及室性心动过速等。

冠状动脉血管内超声所用导管直径偏大。临床上常用的导管约4.0F，如果血管直径为2.5～3.5mm，病变程度必须在60%以下，否则残余血管腔过小，超声导管不能通过病变区，因而不能成功显像。虽然目前已有2.9F导管，但仍不能满足临床需要，若能生产2F以下超声导管则可显示严重狭窄病变。因此，研究生产微型导管将能扩大冠状动脉腔内超声的临床应用范围。

血管腔内超声的另一个重要的局限性是容易形成人工伪差，当探头的位置或运动不适当时，将产生人工伪差。探头位置可分为血管中央（同轴）位置、偏心（同轴）位置，或与血管纵轴成角（非同轴）位置。当探头处于血管中央同轴位置时，界面的反射波垂直回到探头，所获得的图像最准确。但在临床操作时并非经常能做到这一点，在血管扭曲、成角时更难获得标准图像。偏心同轴位置并不影响血管腔径的测量，但可致明显的回声增强伪差，使与探头最近的血管壁回声增强，血管壁结构显示不清。当探头偏心时，产生侧向脉冲效应，使完整连续的界面出现"裂片"样改变，界面增粗，当导管处于非同轴或偏离轴线位置时，正常圆形管腔则扭曲成椭圆形，可使血管径高估。实验证明：偏离轴心角30°时，血管腔径及面积高估率分别达30%和20%，临床观察也证明了这一结果。机械式超声系统中，与驱动轴不均匀旋转有关的导管周期运动也会导致血管腔形态扭曲，圆形管腔变为椭圆形。导管头的非周期性运动还可降低分辨率。驱动轴转速不均匀，使探头或反射镜的旋转速度不均匀，导致图像的某些区域呈现压缩或伸展变形，旋转偏慢时，这些部位血管壁的图像被伸展；反之，转速加快时，图像则被压缩。当导管头处于偏心同轴位置时，图像呈肾形改变，称为非均匀旋转缺陷。采用同轴和中心型球囊导管有助于消除以上伪差。新近研制的微型马达（直径仅1mm，长度仅2mm）在导管前端直接与换能器和反射镜连接，有转速均匀，柔软性好，易操作，图像质量好、灰阶范围宽、分辨率高等优点。

系统分辨率所致的误差：血管内超声具有较高的图像质量，其原因是采用了较高的超声频率。常用的 20MHz、30MHz 超声频率的轴向分辨率分别约为 300μm、200μm，而肌性动脉血管内膜很薄，低于轴向分辨率，由于系统点的传播作用，内膜在图像上显得较厚，因此常高估内膜厚度。要提高精确度，必须提高超声频率，但同时会影响穿透能力。为获得理想质量图像，探头频率应能随血管大小改变，目前常用的血管内超声探头还不能对内膜、中膜分别进行精确测定。新近报道高频冠状动脉腔内超声探头频率为 40～200MHz，一些研究表明，超声频率大于 50MHz 并不实用，50MHz 左右的超声频率能明显改善冠状动脉内超声图像。

关于血管腔的三维重建：血管内超声仅能提供探头处血管的横断面图像，单个切面并不能代表斑块的范围。血管腔三维重建能了解斑块的纵向大小，对指导冠状动脉血管介入性治疗具有一定作用。

血管内超声的物理局限性为钙化后方特征信号消失，因此无法看到深层血管的结构。超声导管的物理大小（目前约为 1.0mm）在严重狭窄和小血管中构成一个很重要的成像限制因素。在这些血管中，送入超声导管可能会导致血管扩张（Dotter 效应），因此可能会限制精确的血管测量。血管内超声的空间分辨率（>150μm）允许对血管壁结构进行详细分析，然而无法可靠分析纤维帽（60～100μm）等动脉粥样硬化斑块重要的结构。

血管内超声的侵入特征表明了其在介入性心脏病学使用的优势及在无症状患者应用的局限性。因此，进一步发展包括 CT 和 MRI 的非侵入性成像方式非常重要。

第三节　冠状动脉疾病

心脏的血液供应来自升主动脉的左、右冠状动脉及其分支。冠状动脉疾病包括获得性和先天性两大类。获得性冠状动脉疾病在成年人中最常见的是冠状动脉粥样硬化性心脏病，在婴幼儿中最为常见的是川崎病。最常见先天性的冠状动脉疾病是冠状动脉瘘。

一、冠状动脉粥样硬化性心脏病

冠状动脉粥样硬化性心脏病（Coronary Atherosclerotic Heart Disease，CHD），简称冠心病，其病理基础是冠状动脉的粥样硬化斑块形成，造成管腔狭窄或易发生痉挛引起冠状动脉血流减少，导致心肌缺血；如果粥样硬化斑块出血、冠状动脉内血栓形成则导致管腔闭塞、血流中断，将引起其供血区域局部急性心肌梗死，当坏死心肌逐渐纤维化，形成心肌瘢痕，即为陈旧性心肌梗死。冠状动脉粥样硬化最常见于左前降支，其后依次为右冠状动脉、左旋支和左冠状动脉主干。

冠心病常见的临床类型包括：心肌缺血、心绞痛、心肌梗死、心力衰竭及心律失常。

（一）心肌梗死及其并发症

1. 病理。急性心肌梗死是由于冠状动脉粥样硬化斑块内出血、撕脱、血栓形成等原因导致其管腔闭塞、血流中断，引起其供血区域急性心肌缺血、坏死。坏死心肌收缩力减弱或丧失，心排出量减少。心肌梗死急性期过后，坏死心肌逐渐纤维化，形成瘢痕组织，成为陈旧性心肌梗死，由于瘢痕处无收缩力，导致室壁运动不协调和左室收缩功能减低。心肌梗死易发生以下并发症：①室壁瘤：梗死心肌形成疤痕后，导致室壁变薄，并在心室内压力的作用下，向外膨出，而且与正常心肌呈反向搏动，又称矛盾运动。②乳头肌功能不全或断裂：乳头肌缺血或梗死后，收缩无力甚至断裂，导致二尖瓣关闭不全，引起或加重左心衰竭；③附壁血栓形成：急性或陈旧性心肌梗死区心内膜下心肌受损伴随局部血流速度减低，易于形成附壁血栓，室壁瘤内多见，脱落后可造成脑、肾、脾等重要器官和肢体动脉的栓塞；④室间隔穿孔：室间隔梗死后可能破裂穿孔，造成急性室水平左向右分流和重度心力衰竭，最终导致死亡。⑤心脏破裂：较罕见，发生于心室游离壁，于心肌梗死后破裂、穿孔，造成心包大量积血和急性心包填塞而导致猝死。

2. 临床表现。急性心肌梗死发生前常有前驱症状，如频繁发作的心绞痛，发病时表现为胸骨后或心前区持续性剧烈绞痛，甚至刀割样疼痛，并向左肩、左臂和颈部放射，伴有强烈的压迫感、憋闷感，也有患者表现为上腹部痛。持续多在 30min 以上，休息和含化硝酸甘油不能缓解。可出现心悸，面色苍白，头晕，恶心，呕吐，烦躁不安，多汗和冷汗，濒死感等症状，常发生休克、心律失常或者急性左心衰竭表现，如呼吸困难，不能平卧。查体可发现心率加快或减慢，血压降低，听诊常有舒张期奔马律。心电图可出现相应导联的病理性 Q 波、ST 段弓背样抬高。血清酶学检查可发现心肌酶升高，根据心肌酶浓度的序列变化和特异性同工酶的升高等改变即可诊断急性心肌梗死。室壁瘤是心肌梗死的常见并发症，较大的室壁瘤会导致心力衰竭、心律失常。乳头肌断裂可导致肺水肿，听诊心前区突然出现粗糙的收缩期杂音，临床上有时与室间隔穿孔不易鉴别。室间隔穿孔为急性心肌梗死预后较差的并发症之一，临床上发现胸骨左缘新出现粗糙而响亮的收缩期杂音，并伴随严重充血性心力衰竭。心肌梗死或室壁瘤患者常发生附壁血栓形成，以心尖部多见。

3. 超声检查。

（1）超声检查方法：超声心动图是通过观察室壁舒缩运动的能力间接地判断心肌供血状态的。室壁运动减弱、丧失及矛盾运动或收缩期室壁增厚率降低、不增厚或变薄是冠心病的特征表现。局部室壁明显变薄，运动丧失或矛盾运动，心肌回声减弱或增强是诊断急、慢性心肌梗死的依据。

1）超声心动图检测室壁运动异常的方法。

A. M 型超声心动图：能够测量室壁搏动幅度、室壁的上升和下降运动速度和室壁增厚率，其计算方法为：

室壁增厚率 =（收缩期厚度 – 舒张期厚度）/舒张期厚度×100%

传统的 M 型超声心动图只能显示右室前壁、室间隔和左室后壁的运动曲线，全方位 M 型或解剖 M 型则可以获得多方位取样线扫描的运动曲线，进行室壁各方向的向心运动幅度和速度的检测。

B. 二维超声心动图：能够实时、动态、全方位观察室壁运动异常，观察范围广泛，可以由心底向心尖进行系列左室短轴扫查，全面地观察室壁各部位的运动状态，向心性运动是否协调、一致。

C. 组织多普勒成像（DTI）：可以测量室壁一定部位的运动速度等，以检测局部室壁的舒缩能力，但检测的室壁运动速度是朝向或背离探头方向上的运动速度。因此其主要优势为检测心肌纵向运动，如心尖切面上检测室间隔、左室各壁、二、三尖瓣环的收缩期（S 峰）和舒张早期运动速度（Ea 峰）及晚期运动速度（Aa 峰）。

D. 速度向量成像（Velocity Vector Imaging，VVI）和斑点追踪技术（Speckle Tracking Imaging，STI）：VVI 是通过采集原始二维像素的振幅及相位信息，对心肌运动自动追踪，STI 技术是使用区块匹配和自相关搜索算法测量组织运动，这两种技术均不受声束方向与组织运动夹角的影响，可用于测量心肌心脏短轴及长轴各节段的二维应变、应变率和局部心肌旋转角度的变化。

2）左室壁节段划分法：二维超声心动图的室壁节段划分有多种方法，目前最为常用的是美国超声心动图学会推荐的十六节段划分法：将左室二尖瓣和乳头肌短轴水平各划分 6 个节段，心尖短轴水平划分为 4 个节段（图 2–26）。

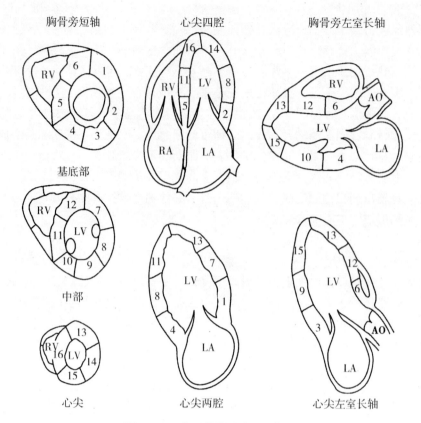

图 2-26 十六节段划分法示意图

十六节段划分法与冠状动脉各分支的供血范围存在相对较好的对应关系，通常室间隔前 2/3、左室前壁及心尖部由前降支供血，高侧壁、正后壁由左旋支供血，侧后壁及后下壁由左旋支供血或由右冠状动脉后降支供血，后间隔及下壁由后降支供血，根据运动异常室壁节段可初步判断受累的冠状动脉。但冠状动脉发育因人而异，冠脉的优势型各不同，因此室壁节段与冠脉分支的供血关系只是相对的、大致对应的。

3）正常室壁运动：正常心室壁运动包括短轴方向的向（离）心性运动、沿心脏长轴方向舒缩运动和扭转运动，室壁各部位舒缩运动基本协调一致，室壁短轴方向的向（离）心性运动幅度各部位不尽相同，通常为心底部低于心室中部及心尖部，室间隔低于游离壁，而左室后壁、侧壁通常幅度最强。正常值：室间隔 4~8mm，左室后壁 8~14mm，室壁增厚率≥30%。

4）室壁运动分级与记分。

A. 正常：在收缩期心内膜向内运动和室壁增厚率正常，记分为"0"。

B. 运动减低：室壁运动减弱（<正常的 50%~75%），收缩期室壁增厚率小于 20%，记分为"+1"。

C. 运动丧失：该室壁节段运动幅度 0~2mm 或收缩期无增厚，记分为"+2"。

D. 矛盾运动：在收缩期室壁节段向外运动或收缩期变薄，记分为"+3"。

E. 运动增强：与正常节段比较，该室壁节段运动增强，记分为"-1"。

左室壁运动指数：全部节段的记分之和/节段数。室壁运动指数 0 为正常，大于 0 为异常。室壁运动指数越高，病情越严重、并发症越多。

5）其他类型的室壁运动异常。

A. 室壁运动不协调：室壁各节段向心运动不协调一致，异常节段运动减弱或消失，受到周围正常室壁的牵拉呈被动运动或扭动。

B. 室壁收缩运动延迟：局部室壁收缩时相较正常室壁延迟，常以 M 型检测，并与心电图对比。心肌缺血部位局部收缩时相较正常心肌延缓。M 型心动图可显示收缩时相落后于正常心肌，室壁运动幅度可能减弱，也可能不减弱。

（2）急性心肌梗死超声表现。

1）二维超声心动图。

A. 病变部位室壁变薄，局部略向外膨出。

B. 室壁运动明显减低或消失，甚至呈矛盾运动，正常室壁运动可代偿性增强。

C. 右室心肌梗死表现为右室游离壁矛盾运动，室间隔与左室同向运动。

D. 早期心肌回声减低，以后逐渐增强。

E. 心梗范围较大时左室整体收缩功能降低。

F. 部分患者可有少量心包积液。

2）M 型超声心动图：心肌梗死部位可表现为室壁运动明显减低、基本无运动、矛盾运动，或运动延迟（图 2-27）。

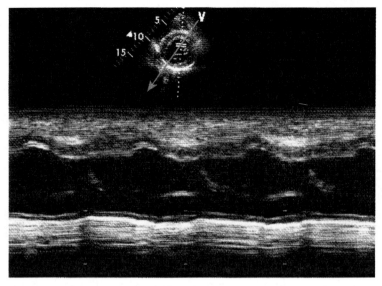

显示左室下壁运动幅度显著减低，接近邻近正常心肌，局部室壁可略有膨出

图 2-27　全方位 M 型超声心动图

3）多普勒超声。

A. 彩色多普勒：乳头肌功能不全时，可检出二尖瓣反流。

B. 组织多普勒：局部运动异常区频谱异常，S 峰减低、消失或倒置。

（3）陈旧性心肌梗死超声表现。

1）二维超声心动图。

A. 心室壁局部变薄，心肌回声明显增强，正常室壁的三层回声结构消失，舒张期厚度小于 7mm。

B. 局部运动幅度显著减低，甚至消失或呈矛盾运动。

C. 非透壁心肌梗死，表现为局部心内膜下心肌内回声增强，室壁运动减弱或正常。

2）M 型超声心动图：局部室壁运动明显减低、消失或矛盾运动，室壁变薄，收缩期无增厚或变薄。

3）彩色多普勒。

A. 乳头肌功能不全时，可检出二尖瓣反流。

B. 右室心肌梗死常出现三尖瓣反流。

（4）室壁瘤的超声表现。

1）二维超声心动图。

A. 局部室壁呈瘤样向外膨出，常见于左室心尖部或左室下壁。

B. 膨出室壁明显变薄，回声增强，与正常室壁呈矛盾运动，收缩期膨出比舒张期更为显著，正常室壁与瘤体有较清楚的分界点。

C. 膨出腔内可有附壁血栓形成。

2）彩色多普勒：收缩期可见低速血流进入瘤体，舒张期可见血流由瘤体流出。

（5）乳头肌断裂的超声表现。

1）二维超声心动图。

A. 二、三尖瓣断裂的乳头肌连于腱索，随心动周期呈"连枷"样往返运动，收缩期进入心房，舒张期回到心室，并导致瓣尖脱垂伴关闭不全。

B. 心肌梗死表现：相应部位室壁运动明显减低或消失，甚至呈矛盾运动，室壁变薄，局部略向外膨出；二尖瓣前外乳头肌断裂常在左室前壁、前室间隔和心尖部心梗时出现，而后内乳头肌断裂则是伴随着左室下、后壁、后室间隔心梗出现，三尖瓣乳头肌断裂则见于右室心梗（图2-28）。

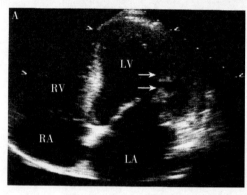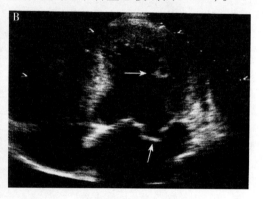

A. 舒张期两断端均位于左室内；B. 收缩期断裂乳头肌的一部分随腱索甩入左房，并导致二尖瓣脱垂并关闭不全；
LA：左房；RA：右房；LV：左室；RV：右室箭头所指为乳头肌的两个断端

图2-28　乳头肌断裂二维超声表现：心尖四腔切面显示前外乳头肌断裂

C. 病变侧心房、心室增大。

2）彩色多普勒：显示二、三尖瓣反流，频谱多普勒可以录得反流频谱。

（6）室间隔穿孔的超声表现。

1）二维超声。

A. 室间隔肌部回声失落，连续中断，边缘不甚整齐。

B. 室间隔近心尖部穿孔多发生于广泛前壁前室间隔心肌梗死后，后室间隔基底部或中部穿孔多发生于左室下壁和后室间隔心肌梗死后，穿孔附近室壁运动异常。

C. 多位于前室间隔近心尖部、后室间隔基底部或中部。

D. 右心室、左房扩大。

2）彩色多普勒：收缩期五彩镶嵌血流信号由左室经穿孔处射入右室。

（7）附壁血栓形成的超声表现。

1）二维超声。

A. 室壁可见不规则团块状回声附着，其内部回声分布不均匀，边缘清晰，基底部较宽，活动度较小（图2-29）。

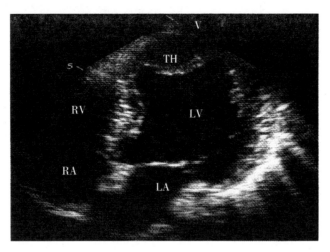

心尖四腔切面：显示左室心尖部室壁变薄、可见不规则中等偏强回声附着

图2-29　心肌梗死后心尖部附壁血栓形成的超声表现

B. 其附着部位室壁有明显运动异常（消失或矛盾运动）。

C. 常见于心尖部。

2）彩色多普勒：异常回声区血流充盈缺损、绕行。

超声心动图检出急性和陈旧性心肌梗死具有很高的敏感性和特异性，在定位心肌缺血、判定受累冠状动脉支准确性也很高，能够随访观察心梗后室壁运动异常的演变，对急性心肌梗死的发展与转归做出评估。超声检测急性心肌梗死是否伴有二尖瓣反流，以及反流的程度对预后的判断也有较大意义。超声心动图检测较小室壁瘤的敏感性明显优于心电图，还可显示室壁瘤占左室大小的比例，判断是否需要手术切除；能够早期明确诊断乳头肌断裂，对及时手术、挽救患者生命有重要的意义；检出心肌梗死室间隔穿孔的准确率很高，能够显示穿孔部位、大小；检测血栓有较高的敏感性和特异性，为临床及早治疗、防止发生重要器官栓塞提供依据。

（二）心肌缺血

1. 病理。心肌缺血是因冠状动脉粥样硬化斑块形成或痉挛引起冠状动脉狭窄，导致冠脉血流供求不平衡，引发心肌损害的病变。冠状动脉主要分支管径狭窄率大于50%而且无侧支循环时，在体力劳动或应激情况下，冠脉血流量的增加不能满足心肌耗氧量的增加，就会发生心肌缺血、缺氧改变。慢性心肌缺血诊断治疗不及时可能会发展为心肌梗死。心肌供血障碍除与管腔狭窄的程度有关外，还与侧支循环发展有关，因此心肌缺血的程度与冠状动脉狭窄的程度并不完全一致。

2. 临床表现。慢性心肌缺血可表现为隐匿型和心绞痛型冠心病。隐匿型冠心病无临床症状，但有心电图典型缺血性ST-T段改变、心肌核素显像等检查显示血流灌注减少等心肌缺血客观证据，部分患者有严重的冠状动脉粥样硬化病变，可能发生急性猝死，故也应引起足够重视，及早发现与治疗。心绞痛型冠心病的主要症状为阵发性的胸骨后或心前区压榨样疼痛或闷痛，并向左肩、左上臂及颈部、咽喉、下颌和上腹部放射，持续3~5min，休息或舌下含服硝酸甘油后可缓解。分为：①劳力型：常发生于体力劳动、精神紧张、情绪激动等心肌耗氧量增大时。②自发型：心绞痛发作和心肌耗氧量增加无明显关系。③变异型：多在午夜或凌晨发作，无明显诱因，持续时间较长。

3. 超声检查。

（1）超声检查方法：节段性室壁运动异常是心肌缺血的特异性表现，超声心动图应用二维、M 型及其他显像模式，检查左右心室壁和室间隔各部位有否出现节段性室壁运动异常来诊断冠心病心肌缺血。常用切面包括胸骨旁左室长轴及胸骨旁系列左室短轴切面，心尖四腔、左室长轴和两腔切面。应用二维超声观察测量整体室壁运动的协调性、各部位室壁运动的幅度，可疑处采集常规 M 型或解剖 M 型曲线，同步记录心电图，观察曲线形态，测定室壁运动幅度和时相变化。

（2）超声心动图表现。

1）二维超声。

A. 节段性室壁运动幅度减弱：室壁运动减弱的标准为小于正常室壁运动幅度的 50% ~ 75% ，0 ~ 2mm 为无运动，心肌缺血通常可表现为运动减弱，严重者可表现为不运动。

B. 局部室壁增厚率减低（<30%），对心肌缺血检出的特异性较高，但敏感性较低。

C. 室壁运动不协调：某一局部运动幅度减弱，被动地受附近室壁运动牵拉而使整个室壁运动出现不协调，可呈顺时针或逆时针扭动。

D. 心内膜、心肌回声增强，缺血区局部常有心肌弥漫或不均匀回声增强，或心内膜面线状回声增强。

E. 左室形态失常，心尖部扩大、圆钝，多因侵犯左前降支致左室乳头肌平面以下室壁缺血所致。

2）M 型超声心动图。

A. 室壁运动减低、不协调或延迟（图 2 - 30）。

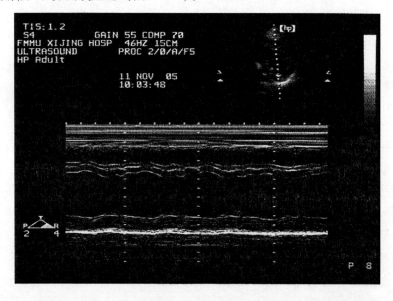

心室中部水平室壁运动曲线，左室后壁运动幅度及速度明显减低

图 2 - 30 冠心病左室后壁心肌缺血的 M 型运动曲线

B. 室壁收缩与舒张速度较正常减低，收缩速度大于或等于舒张速度。

C. 局部室壁运动时相延迟：心肌缺血部位收缩时相较正常室壁延迟，收缩高峰常在舒张早期，可测出落后的时间。

D. 曲线形态异常，呈"弓背"样改变。

3）心功能的改变。

A. 局部室壁功能减低。

B. 左室整体收缩功能正常或降低。

4）组织多普勒：取样容积置于局部运动异常区表现为 S 峰减低，E 峰减低，A 峰可增高。置于心尖四腔二尖瓣环显示 E 峰减低，A 峰增高，E/A <1。

5) 负荷超声心动图（Stress Echocardiography，SE）：冠脉狭窄 50% ~75% 的慢性心肌缺血患者静息时大多并不出现节段性室壁运动异常，负荷试验通过采用多种手段增加心脏耗氧量或使已狭窄的冠状动脉供血区血流进一步减少，在负荷前、中、后进行超声心动图检查，观测胸骨旁左室长轴和左室系列短轴切面、心尖四腔、心尖二腔等切面的室壁运动，记录血压、心率及十二导联心电图，若原运动正常的室壁出现节段性运动异常，或原运动轻度减弱的室壁运动异常进一步恶化，为负荷试验阳性，可提高超声检出心肌缺血的敏感性，十分有价值。可选用的方法有多种，包括运动负荷试验、药物负荷试验、心房调波及冷加压试验等，目前以运动负荷试验和多巴酚丁胺负荷试验使用较多。目前临床主要用于冠心病心肌缺血诊断、危险性分层和心肌存活性的检测。

A. 运动负荷超声心动图：通常应用活动平板或卧位踏车运动试验，其中卧位踏车运动试验的应用较为广泛。从 25W 开始，以后每隔 3min 增加 25W，直至达到试验终点，其局限性为年老体弱者或体力不足者等难以达到最大负荷量，而且运动使肺过度换气，影响超声图像质量。

B. 药物负荷超声心动图：近年应用日趋广泛，尤其适用于活动不便和年老体弱者。常用药物为多巴酚丁胺、腺苷、双嘧达莫、ATP、硝酸甘油、麦角新碱等。①多巴酚丁胺负荷超声心动图：多巴酚丁胺为 β 受体激动剂，小剂量主要增加心肌收缩力，大剂量则以使血压升高、心率加快，心肌耗氧量增加，诱发心肌缺血。小剂量多巴酚丁胺负荷超声心动图用于检测缺血部位心肌的存活性，大剂量多巴酚丁胺负荷超声心动图则用于检测缺血心肌。方法：静脉阶梯式注射多巴酚丁胺，通常从 5μg/（kg·min）开始，每隔 3min 依次递增至 10、20、30、40μg/（kg·min），同时监测心电图、心率和血压。如未达目标心率，则可在静注多巴酚丁胺的同时静注阿托品 0.25 ~1mg。②腺苷负荷超声心动图：腺苷是一种血管扩张剂，它能使冠状动脉的阻力血管扩张，引起冠脉血流重分布，发生冠脉窃血，诱发心肌缺血。试验方案：静脉注射腺苷 0.14mg/（kg·min），持续 6min，总剂量 0.8mg/kg。静注前、静注过程开始后 3min 及静注结束 10min 后重复记录上述切面超声图像，同时监测心电图和血压。禁忌证：Ⅱ度或Ⅲ度房室传导阻滞、窦房结疾病（带有人工起搏器者除外）患者，已知有支气管狭窄或支气管痉挛的肺部疾病的患者，已知对腺苷有过敏反应的患者。

C. 负荷试验终点：出现新的节段性室壁运动异常或原有的室壁运动异常加重；达到目标心率（220 - 年龄）×0.85；出现典型的心绞痛；心电图 ST 段缺血性下移≥1mm；达到负荷试验的最大剂量；出现严重室性心律失常；血压≥29/16kPa（220/120mmHg）或收缩压下降≥2.66kPa（20mmHg）；受试者不能忍受的症状，如力竭、头痛、恶心、呕吐等。

D. 负荷超声心动图的图像分析：应用超声检查设备配备的负荷试验分析软件，可将负荷前、中、后各阶段的同一切面的图像显示于同一屏幕上，进行室壁运动对比分析。判断心肌缺血的主要标准是在静息状态下运动正常的心肌，在负荷状态下运动减弱；判断心肌存活性的主要标准是静息状态下运动异常的心肌，在负荷状态下运动改善，进一步增加负荷时心肌运动再次减弱即所谓的双向反应。

4. 临床价值。超声心动图通过检测节段性室壁运动异常可以明确心肌缺血的部位、范围，初步判断受累的冠状动脉或其分支。但冠状动脉狭窄较轻时，或者虽然冠状动脉狭窄较重、但形成了良好侧支循环时，静息状态超声心动图并不出现室壁运动异常，因此常规超声心动图检出的敏感性较低。负荷试验可以明显提高超声心动图对心肌缺血的检出率，应作为诊断冠心病的一项常规检查。

（三）缺血性心肌病

1. 病理。缺血性心肌病是由于冠状动脉各分支广泛受累，导致的心肌广泛缺血、坏死、纤维化，继而心脏明显扩大，收缩舒张功能明显受损的心脏疾病。缺血性心肌病一般均有多支冠状动脉粥样病变，或冠状动脉普遍较细，且常合并较广泛的陈旧性心肌梗死。长期反复发生心肌缺血，引起左室僵硬度升高、顺应性降低。大面积心肌梗死或纤维化更加重心腔僵硬度增加，顺应性降低，同时由于心肌细胞受损减少，心肌收缩功能障碍显著减低。

2. 临床表现。常见于中、老年人，以男性患者居多，多有明显冠心病病史，症状主要包括心绞痛、心力衰竭、心律失常等。心绞痛是患者主要症状之一，大约有72% ~92% 的缺血性心肌病病例出现过心绞痛发作，但随心力衰竭的出现，心绞痛发作可逐渐减少乃至消失。也有一些患者始终无心绞痛或心肌梗死的表现，仅表现为无症状性心肌缺血。心力衰竭是缺血性心肌病发展的必然结果，患者常表现为劳力性呼吸困难，严重时可发展为端坐呼吸和夜间阵发性呼吸困难等左心室功能不全表现。心脏听诊第一心音减弱，可闻及舒张中晚期奔马律。两肺底可闻及散在湿啰音。晚期可合并有右心室功能衰竭。长期、慢性的心肌缺血导致心肌坏死、顿抑或冬眠以及局灶性或弥漫性纤维化甚至瘢痕形成，引起心脏电活动，包括起搏、传导等均可发生异常，可以出现各种类型的心律失常，尤以室性期前收缩、心房颤动和束支传导阻滞多见。心脏腔室明显扩大、心房颤动、心排出量明显降低的患者心脏腔室内易于形成血栓，引起外周动脉栓塞。

3. 超声表现，如下所述。

（1）二维与 M 型超声。

1）左室明显扩大、近似球形，左房扩大，右房、右室可扩大。

2）室壁运动普遍减低或大部分室壁运动减低，但表现为强弱不等呈节段性分布。

3）室壁点状回声增强；部分室壁回声明显增强，可变薄、膨出，呈陈旧性心肌梗死改变。

4）二尖瓣动度降低，开放相对较小，呈"大心腔，小开口"。

5）左室射血分值及短轴缩短率明显减低。

（2）多普勒超声。

1）彩色多普勒多可见二尖瓣反流，也可有三尖瓣或主动脉瓣反流。

2）二尖瓣口血流频谱或二尖瓣环组织多普勒频谱显示左室舒张功能显著减退，常呈限制型充盈障碍。

4. 鉴别诊断。缺血性心肌病的超声表现与扩张型心肌病有类似之处，主要鉴别点为扩张型心肌病患者年龄相对偏低，多为中青年，无心绞痛症状和冠心病史，心脏呈均匀性扩大，一般不出现明显的局部膨出，室壁运动多呈普遍均匀性减低，室壁厚度和心肌回声基本正常，冠状动脉造影多无明显狭窄。

5. 临床价值。二维超声心动图根据左室明显扩大，收缩功能明显减低以及室壁回声增强，局部变薄、室壁波幅不均匀性降低，呈节段性分布可提示缺血性心肌病。如有心绞痛及陈旧性心梗病史则更有助于该病的诊断。诊断过程中主要应与扩张型心肌病鉴别，个别患者两者易混淆。

二、冠状动脉瘘

冠状动脉瘘（Coronary Artery Fistula，CAF）是指左、右冠状动脉与心腔或大血管之间存在先天性异常通道。约占先天性心脏病的 0.2% ~0.4% 。

（一）病理

冠状动脉瘘可起源于左、右或双侧冠状动脉的主干或分支，以右冠状动脉瘘多见，受累冠脉常显著增宽伴扭曲，少部分可呈动脉瘤样扩张。冠状动脉可瘘入各个心腔和周围的大血管，以瘘入右心系统为常见，瘘入左心系统相对少见，依次为右室、右房、肺动脉、冠状静脉窦、左房和左室。入右室多在房室沟附近，肺动脉多在近端前壁或侧壁。瘘管小的可无明显血流动力学改变，瘘管粗大的，引流入右心或左心，会相应地导致右心或左心系统容量负荷加重，心脏可有不同程度增大。由于冠状循环经瘘管分流而造成其正常供血区血流量下降，导致相应供血区的心肌缺血，出现冠状动脉窃血现象。

（二）临床表现

大部分患者可终身无症状，少部分患者在儿童期无症状而在成年后出现，但冠状动脉心腔瘘左向右分流流量较大者，可在体力活动后出现心悸、气短，甚至水肿、咯血和阵发性呼吸困难等心力衰竭症状。瘘入冠状静脉窦者则易发生心房纤颤。发生冠状动脉窃血现象，则导致缺血性心绞痛，但较少发生心肌梗死。体检于心前区可闻及连续性杂音并伴局部的震颤，杂音最响部位取决于冠状动脉瘘入心脏的部位。右心室瘘以胸骨左缘 4、5 肋间舒张期杂音最响，右房瘘以胸骨右缘第 2 肋间收缩期最响，肺动脉或左房瘘则以胸骨左缘第 2 肋间最响。

（三）超声检查

1. 检查方法。冠状动脉瘘的起源、走行及瘘口位置多变，检查时必须采用多切面全面扫查，发现异常血管或血流后，沿其走行逆行或正向追踪受累冠脉及引流部位。主动脉根部短轴、心尖五腔切面及胸骨旁左室长轴可显示左、右冠状动脉起始部有无增宽，并可沿其增宽的分支或血流追踪至瘘口部位。

2. 超声心动图表现，如下所述。

（1）二维超声心动图。

1）直接征象：于主动脉短轴、心尖五腔或胸骨旁左室长轴切面可显示右冠状动脉或左冠状动脉起始部不同程度扩大，异常的冠状动脉常显著扩张，其走行多迂曲，管径粗细不均，有时形成梭形扩张，甚至囊状动脉瘤。追踪该粗大血管，可探查出其走行途径和长度，最终显示其瘘口，多数病例为单一瘘口，少数为多个瘘口。

2）间接征象：瘘入的心腔或血管内径增大，呈容量负荷增大的表现。瘘口附近的瓣膜可有扑动。发生冠状动脉窃血时，可见节段性室壁运动异常和左室收缩功能减低。

（2）超声多普勒。

1）彩色多普勒：扩张的冠脉血管内血流变宽、加速，瘘口处可见五彩镶嵌明亮的彩色血流自冠状动脉内呈喷射状瘘入心腔或血管，多呈双期湍流。瘘入左室时，由于收缩期左室压力明显增加并高于主动脉压力，因而收缩期没有血液分流，分流进入左室的多彩湍流出现于舒张期。

2）频谱多普勒：于受累冠状动脉起始部或走行区间的管腔内，以及瘘口处可记录到双期或舒张期为主的高速湍流频谱。

（四）鉴别诊断

CAF的鉴别诊断包括：①动脉导管未闭：主肺动脉内持续左向右分流，收缩期为主，来自主肺动脉与降主动脉之间的异常通道，彩色血流根部位于肺动脉分叉处。冠状动脉-肺动脉瘘也可见主肺动脉内双期连续性分流，但其血流根部位于肺动脉前壁或侧壁的中、下部，不存在动脉导管结构，可见左冠状动脉及左前降支扩张。②主动脉窦动脉瘤破裂：胸骨左缘3、4肋间可闻及双期连续性杂音，但超声显示主动脉窦显著扩张，并与心腔之间存在交通口和分流。③高位室间隔缺损合并主动脉瓣脱垂并关闭不全：双期杂音位于胸骨左缘3、4肋间，但不连续，超声易于显示室间隔上部缺损和主动脉瓣脱垂并关闭不全伴有反流。

（五）临床价值

听诊发现双期连续性杂音，或者超声检查发现心腔内异常分流，在排除动脉导管未闭、主动脉窦瘤破裂、主-肺动脉间隔缺损及其他先天性心脏病后，应考虑本病。二维超声显示冠状动脉主干及分支增粗，彩色多普勒显示瘘口处多彩镶嵌血流，即可明确诊断。

三、川崎病

川崎病（Kawasaki Disease，KD）是一种婴幼儿急性发热性疾病，伴有皮肤黏膜病变和颈部非化脓性淋巴结肿大，故又称皮肤黏膜淋巴结综合征（Mucocutaneous Lymphnode Syndrome，MCLS），由日本儿科医生川崎富作于1967年首先报道。此病好发于五岁以下儿童，6个月至1岁为发病高峰期，男性发病率高于女性，比例为（1.35~1.5）：1，亚洲人发病率高于其他人种。

（一）病理

本病发病可能与嗜淋巴组织病毒等病原体感染所致免疫异常及遗传易感性有关，其主要病理基础为全身多发性血管炎，表现为全身微血管炎和心内膜炎及心肌炎，而后进展为累及主动脉分支的动脉内膜炎，冠状动脉最易受到损害，其次为主动脉、头臂动脉、腹腔动脉和肺动脉等。病理改变为动脉全层粒细胞和单核细胞浸润，内膜增厚，内弹力层断裂，管壁坏死，管腔不均匀性增宽，部分病例形成动脉瘤。急性期后动脉瘤可消退或持续存在，瘤壁可呈不规则增厚，可伴有冠状动脉内血栓形成，造成管腔狭窄甚至闭塞，导致心绞痛甚至心肌梗死。

（二）临床表现

持续高热1~2周，非化脓性颈部淋巴结肿大，自肢端开始，全身出现多形性红斑或斑丘疹，一周内消退，第二周脱屑，眼结膜充血，口腔黏膜、嘴唇鲜红、干裂出血，舌常呈杨梅舌。可有心肌炎、心包炎或心力衰竭表现。心电图可见 ST－T 改变，及 P－R 间期延长，少数病例可见病理性 Q 波。

（三）超声检查

1. 超声检查方法。心底主动脉根部短轴切面能清晰显示左冠状动脉主干和左前降支、回旋支近段；非标准左室长轴切面和心底短轴切面是显示右冠状动脉主干的主要切面；在非标准心尖两腔切面上，分别于近心尖部前、后室间沟处能探测到前降支和右冠状动脉远端；剑突下四腔心切面能够观察右冠状动脉末端及左冠状动脉回旋支。检查时应选用较高频率（5.0～7.5MHz）的探头，适当旋转探头使之与受检冠状动脉长轴基本平行，能显示更长范围的冠脉支。经食管超声心动图可以更清晰地显示左、右冠状动脉及其分支。

2. 超声心动图表现，如下所述。

（1）冠状动脉异常：①冠状动脉主干及其分支内径不均匀性增宽，5 岁以下幼儿≥3mm 或冠状动脉内径/主动脉根部内径比值 >0.16，若 >0.20 为扩张，>0.30 为动脉瘤，≥0.60 或内径≥8mm 者称巨大冠状动脉瘤，左冠状动脉比右冠状动脉更易发生扩张，以左主干和前降支近端多见。②冠状动脉管径不均，走行迂曲，呈"串珠"样改变。③增宽的冠状动脉内血栓形成，充填管腔，可致管腔狭窄或闭塞。④恢复期后冠状动脉管壁回声增强伴有局限性狭窄。

（2）心包积液：可见少至中量积液。

（3）房室腔扩大：部分房室腔扩大或全心扩大。

（4）二尖瓣及三尖瓣反流：为全心炎或者房室腔扩大的继发改变。

（5）节段性室壁运动异常：受累冠状动脉供血范围内室壁运动幅度明显减低，甚至消失或呈矛盾运动，伴有局部室壁增厚率减低和室壁变薄，可呈急性心肌梗死表现。

（6）彩色血流显像异常：冠状动脉彩色多普勒血流显像可显示血栓形成处血流变细，远端血流中断。

（四）鉴别诊断

儿童不明原因长时间发热、皮疹伴颈部淋巴结肿大，应考虑本病的可能。进行超声心动图检查，有助于及时发现川崎病及其对心脏的损害，及早进行治疗。对于日常超声心动图检查过程中发现的冠状动脉增宽的病例，应注意对本病恢复期与冠状动脉瘘进行鉴别，后者多为一支冠状动脉从起始部到瘘口处普遍的增宽，冠脉扩张相对比较均匀，极少形成动脉瘤，其内为高速多彩明亮的血流，另外病史、心脏杂音和实验室检查等都有助于鉴别诊断。

（五）临床价值

超声心动图是本病急性期检查冠状动脉和心脏受损情况的首选方法，对左、右冠状动脉主干及主要分支近端的动脉瘤的检出率达到 92%，对远端动脉瘤的显示受到一定限制，但仍然可以作为心功能评价的重要手段。川崎病儿童治疗的随访也非常重要，即使一切正常，也要保持每年一次的健康体检，其中超声心动图检查是随访的手段之一，对于预防患儿成年后的冠心病具有重要作用。

第四节　先天性心脏病

一、分流型先心病

1. 房间隔缺损（ASD），如下所述。

（1）明确诊断根据：①二维超声心动图（2DE）显示房间隔回声中断，断端清楚。通常大动脉短轴切面、心尖四腔心、胸骨旁四腔心及剑突下双心房切面，均可从不同方向扫查到房间隔。②CDFI 显示明确过隔血流。③PWD 与 CWD 频谱表现为双期连续呈三峰状频谱。④TEE 更清楚地显示小至 2mm 的 ASD 及很细的分流束，也能清楚显示上、下腔静脉根部缺损（图 2－31）。

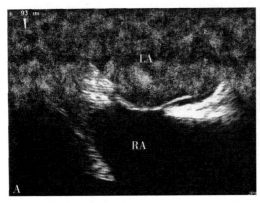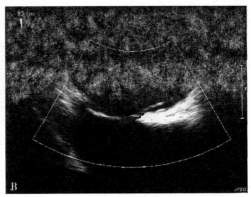

A. 显示房间隔中部卵圆孔未闭的形态；B. 彩色多普勒显示存在左向右微少量分流

图2-31　经食管超声心动图

（2）血流动力学依据：房水平左向右分流，右室前负荷增大，右心扩大。三尖瓣、肺动脉瓣血流量增多，流速增快。ASD患者通常肺动脉压力不高，三尖瓣反流压差一般正常范围和略高于正常。如果三尖瓣反流压差增高明显，要考虑是否合并其他导致肺动脉高压的原因或者为特发型肺动脉高压。

（3）分型：原发孔型（Ⅰ孔型）ASD位于十字交叉处；继发孔型（Ⅱ孔型）中央型在房间隔卵圆窝周围，Ⅱ孔上腔型位于上腔静脉根部；Ⅱ孔型下腔型，位置低。Ⅱ孔混合型则是中央孔部位缺损连续至腔静脉根部。Ⅱ孔型还包括冠状静脉窦型，也称无顶冠状静脉窦综合征，是由于冠状经脉窦顶部缺失，造成血流动力学上的房水平分流。

2. 室间隔缺损（VSD），如下所述。

（1）明确诊断根据：①2DE显示室间隔有明确中断。②多普勒检查示有高速喷射性异常血流起自VSD处，走向右室。CDFI显示分界清楚的多彩血流束，CW测定有高速或较高速甚至低速分流频谱。见图2-32。

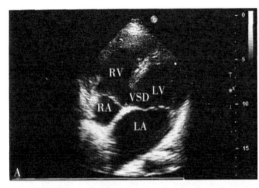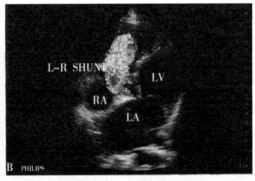

A. 二维图像显示膜周部室间隔缺损，断端清晰；B. 彩色多普勒显示室间隔缺损处大量左向右分流，为花彩高速血流

图2-32　室间隔缺损

（2）血流动力学依据：室水平左向右分流，肺循环血流量增加，左室前负荷增大，左心扩大。

（3）VSD分型：根据所在部位分为：①漏斗部VSD包括干下型、嵴内型、嵴上型；②膜周型包括范围最广，只要缺损一侧为三尖瓣环均称为膜周型，缺损可朝向漏斗间隔（嵴下型），也可朝向流入间隔（隔瓣下型），也可仅仅累及膜部（膜部型）。③低位肌部VSD称为肌部型。

3. 动脉导管未闭（PDA），如下所述。

（1）明确诊断根据：①2DE显示未闭动脉导管：用大动脉短轴切面稍上显示主肺动脉及左、右肺动脉分叉。PDA常位于主动脉弓降部横切面与肺动脉分叉部偏左侧。胸骨上窝切面也可清晰显示PDA走行及大小。②CDFI检查可见双期异常血流束从PDA肺动脉端起始，沿主肺动脉外缘走向肺动脉瓣侧。CW 测定有双期连续性频谱。表现为从舒张期早期开始的最高峰后，继以逐渐下滑的梯形，直到第二个心动周期的同一时相又出现最高峰。其流速在无明显肺动脉高压时为 3～4m/s。见图 2－33。

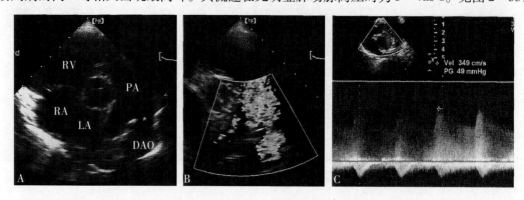

A. 大动脉短轴切面，显示降主动脉（DAO）与肺动脉间存在异常通路（星号处）；B. 彩色多普勒显示自降主动脉至肺动脉的异常血流；C. 连续波多普勒显示动脉水平的连续性分流信号

图 2－33　动脉导管未闭

（2）PDA 分型：①管型：2DE 显示 PDA 如小管状，连接主、肺动脉之间。②漏斗型：PDA 的主动脉端较大，进入肺动脉的入口小。根据 2DE 图形可测两个口的大小和长度。③窗型：PDA 几乎不能显示，仅见主动脉与肺动脉分叉部血流信号相通。

4. 心内膜垫缺损（ECD），如下所述。

（1）明确诊断根据：①CECD 时，2DE 四腔心显示十字交叉部位 ASD 与 VSD 两者相通。二尖瓣前叶于隔叶形成前、后共瓣回声，横跨房、室间隔，房室瓣口通向两侧心室。追查有无腱索及腱索附着部位，可分型诊断。PECD 中 ASD 合并二尖瓣前叶裂时，2DE 能显示其裂口，在四腔心切面上可见正常时完整且较长的二尖瓣前叶中部出现中断。左室长轴切面可见二尖瓣前叶突向左室流出道。在左室右房通道时，2DE 四腔心显示三尖瓣隔叶附着点间的房室间隔缺损。②CDFI 能清楚显示血流量增加。在 CECD 时，血流在四腔之间通过共瓣交通，当肺动脉高压不严重时，以左向右分流为主。PECD 左室右房通道时，在右房内可见起自缺损部的收缩期高速血流束，横穿右房。二尖瓣裂时在裂口处可见朝向左房的反流束（图 2－34，图 2－35）。

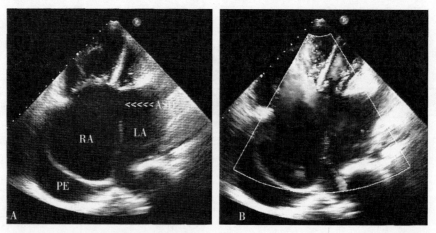

A. 原发孔型房间隔（ASD）缺损；B. 房水平左向右分流。PE：心包积液

图 2－34　部分型心内膜垫缺损心尖四腔心切面

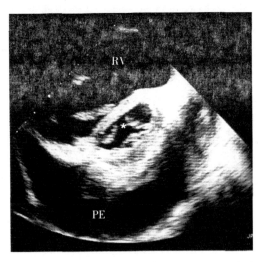

二尖瓣短轴切面示二尖瓣前叶裂（＊）；PE：心包积液

图 2-35 部分型心内膜垫缺损

（2）分型：有部分型（PECD）和完全型（CECD）两类。PECD 包括 I 孔 ASD、ASD 合并二尖瓣前叶裂、左室右房通道。完全型即十字交叉部完全未发育形成四个心腔交通，包括共同房室瓣、ASD 与 VSD 相连。CECD 又进一步为 Resteil A、Resteil B、Resteil C 三型。Resteil A 型共瓣有腱索附着室间隔顶端，即 VSD 下缘；Resteil B 型共瓣腱索越过室间隔至右室室间隔面；Resteil C 型共瓣无腱索附着。

二、异常血流通道型先心病

1. 主动脉窦瘤破裂（RAVA），如下所述。

（1）明确诊断根据：①2DE 显示主动脉根部瓣环以上窦壁变薄，局限性向外突出，可能突入相邻的任一心腔。瘤壁最突出部位可见小破口。②CDFI 在与 2DE 显示瘤壁之同一切面上可见异常血流色彩充满窦瘤并流入破裂的心腔，为双期连续型的高速血流。CW 频谱可证实血流速度在 3～4m/s，舒张期更清楚。如窦瘤破入右房或左房，则呈射流。CDFI 表现为细束样从破口处穿过心房腔，直达心房外侧壁。③RAVA 常合并窦部下室间隔沿瓣环形成的新月形 VSD。2DE 观察时需仔细寻查瓣环与室间隔间之延续性。CDFI 可增加发现合并有 VSD 的敏感性，它表现为细小但流速仍较高的单纯收缩期血流。

（2）血流动力学诊断依据：多数窦瘤破入右心系统，属左向右分流类心脏病。有明显的左心容量负荷增加表现。

（3）分型：主动脉有 3 个窦即左、右及无冠状动脉窦。3 个窦均可能发生窦瘤，其破入不同。最常见的是，右窦瘤破入右室流出道、右室流入道或右心房；其次是无冠窦破入右室流入道或右房。

2. 冠状动脉瘘（CAF），如下所述。

（1）明确诊断根据：①2DE 显示右或左主冠状动脉显著增宽，容易辨认，可沿其走行追查，常见扩张的冠状动脉在很长的一段途径中显示清楚，但难以追查到瘘口处。瘘多埋藏在心肌组织中，受 2DE 分辨力所限，显示不清。较少情况可见瘘口边缘，则有利于诊断。②CDFI 的应用显著提高本病超声确诊率。在扩张的冠状动脉内，血流显色及亮度增加，舒张期更清楚。沿其走行可追查到瘘口。从瘘口处射出的血流时相，因其所在心腔不同，在右房者呈双期连续，在右室者亦为双期但收缩期较弱，如瘘口在左室，则分流仅出现于舒张期。CW 检查血流速度亦较高，为 3～4m/s。

（2）血流动力学诊断依据：分流部位随冠状动脉瘘口位置而定，漏到右房则为左室向右房分流，右心容量负荷增加。瘘口在左心，则在左室和主动脉间有附加循环，左室增大及搏动更明显。

3. 肺静脉异常回流（APVC）有完全型（TAPVC）及部分型（PAPVC）肺静脉异常回流。本文介绍完全型肺静脉异常回流的诊断。

（1）明确诊断根据：①2DE 的四腔心切面，在左房后上方显示一个斜行的较粗的管腔，为共同肺静脉干（CPV），是 TAPVC 的重要诊断根据，正常的肺静脉回声已不存在。如为心内型 TAPVC，可见 CPV 与右房直接相通或向后倾探头，可见 CPV 汇入冠状静脉窦；如为心上型，需沿 CPV 向上方扫查垂直静脉（VV），但难以成功。心下型 TAPVC，也可能汇入门脉，能显示门脉或肝静脉扩张、下腔静脉扩张等。四腔心切面可同时显示必有的 ASD。②CDFI 可以显示异常血流途径，从 CPV 进入 VV，再入左无名静脉，然后汇入上腔静脉。VV 内血流为向上行与永存左上腔静脉向下行的血流方向正相反。PW分析与正常静脉血流类似。③CDFI 可证实大量的房水平右向左分流。

（2）血流动力学诊断根据：由于肺静脉血未回流入左房而进入右房，左心前负荷减小，右心前负荷增大。左心依赖房或室水平分流提供的血液输入体循环，故患者均存在缺氧。

（3）分型：①心上型：血流通过上腔静脉进入右房。②心内型：血流经冠状静脉窦或直接引入右房。③心下型：血流经下腔静脉入右房。各型 TAPVR 均有 ASD，右房混合血经 ASD 引入左房供应体循环。

4. 永存共同动脉干（TA）。TA 系指单一的动脉干发自心室并由它分出冠状动脉、体循环动脉及肺动脉。

（1）明确诊断根据：①2DE 显示单一的动脉干，类似主动脉位置但明显增宽且靠前。无右室流出道及肺动脉瓣回声。根据肺动脉发出的起点及形式，TA 分三型：Ⅰ型的主肺动脉发自 TA 的根部，2DE 显示 TA 成分叉状；Ⅱ型左、右肺动脉分别起自 TA 较高部位，需要仔细扫查；Ⅲ型的 2DE 图像不易显示，因其供应肺循环的血管可能为支气管动脉或其他较小的动脉。②2DE 的第二个特点是明确的 VSD，在 TA 的下方，两者形成骑跨关系。③CDFI显示双室血流共同汇入增宽的动脉干内。血流动力学为左向右分流特点，二尖瓣血流量增加（图 2 - 36）。

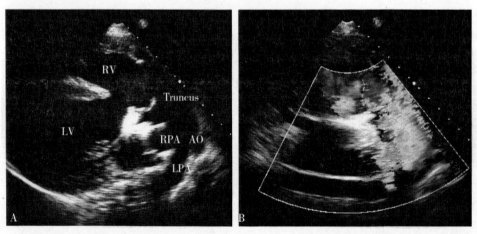

A. 显示室间隔缺损，共同动脉干远端分出主动脉和左、右肺动脉；B. 彩色多普勒，远场可见胸主动脉回声。Truncus：共同动脉干；LPA：左肺动脉；RPA：右肺动脉

图 2 - 36　永存共同动脉干（Ⅰ型）

（2）血流动力学诊断依据：两根动脉均接收双心室血流，左房、左室扩大，右室亦增大，均合并肺动脉高压，肺血管病变程度严重。

三、瓣膜异常血流受阻为主的先天性心脏病

1. 左侧三房心。三房心常见类型为左房内隔膜，称左侧三房心。声像图表现（图2-37）如下：

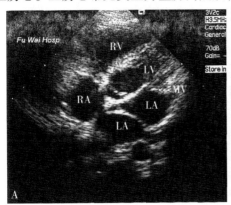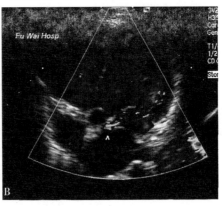

A. 左侧胸骨旁四腔心切面示左房内隔膜样回声将左房分为副房和真房；B. 彩色多普勒；∧为血流由此从副房进入真房

图2-37 左侧三房心

（1）明确诊断根据：①2DE 四腔心切面显示左房内有异常隔膜回声，将左房分为上下两腔（副房与真房）。上部接受肺静脉血通过隔膜孔入下部，下部通向二尖瓣口。隔膜位于左心耳及卵圆窝后上方，可与二尖瓣上隔膜鉴别。可能伴有 ASD 但不是必有的并发症。②CDFI显示副房内血流受阻，显色较暗。隔膜孔常较小，血流通过时形成高速湍流。

（2）血流动力学诊断依据：由于隔膜构成对左房血流之阻力，副房增大明显，左室血流量相对低，形成二尖瓣狭窄时的房大、室相对小的状态。

2. 三尖瓣下移畸形（Ebstein 畸形）。病理改变不尽相同。瓣环与三个瓣叶同时下移者少见，多见隔叶和/或后叶下移，前叶延长，也有时隔叶或后叶全或部分阙如者。声像图表现（图2-38）如下：

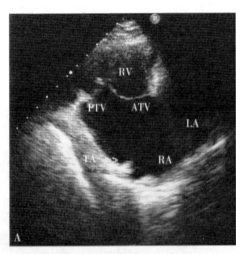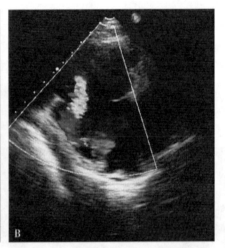

A. 三尖瓣后叶附着点离开三尖瓣环向下移位；B. 三尖瓣反流；此患者同时合并存在房间隔缺损。ATV：三尖瓣前叶；PTV：三尖瓣后叶；TA：三尖瓣环

图2-38 三尖瓣下移畸形

（1）明确诊断根据：①2DE 四腔心切面显示三尖瓣隔叶下移，与室间隔左侧二尖瓣的附着点距离

加大，相差1cm以上。右室流入道长轴切面上，可见后叶下移，明显靠近尖部，低于三尖瓣及三尖瓣前叶附着点。有时不能扫查到隔叶或后叶回声。有时下移瓣叶斜行附着室壁，可能一端下移轻，而另一端严重下移。②CDFI常呈现右室腔及右房腔的特殊伴长的三尖瓣反流束，明显靠近心尖。

（2）血流动力学诊断依据：三尖瓣关闭不全，整个右房腔（包括房化右室部分）明显增大。不下移的三尖瓣前叶活动幅度也明显增大，形成房化右室，部分室间隔活动异常。

3. 三尖瓣闭锁（TVA）。三尖瓣闭锁时可合并大动脉转位，右室流出道狭窄或闭锁。根据其并发症程度详细分型。

（1）明确诊断根据：①2DE最佳选择切面为四腔心，三尖瓣回声波——无孔的薄隔膜或较厚的肌纤维性的致密回声带取代（图2-39）。同时有较大的ASD和VSD并存。②冠状动脉血管造影（CAG）检查时可见对比剂回声出现于右房后全部通过ASD进入左房，通过二尖瓣入左室；又一部分通过室缺进入右室。

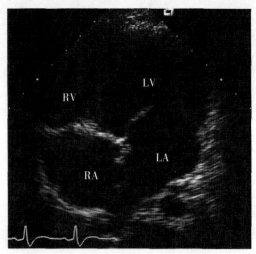

心尖四腔心切面显示右房与右室间无连接关系（无瓣膜回声），右室缩小

图2-39　三尖瓣闭锁

（2）血流动力学诊断依据：右房、室间无血流通过，右室依赖室水平分流提供血压，故右室发育差，肺动脉和瓣往往存在狭窄或闭锁，统称为右心系统发育不良综合征。

4. 肺动脉瓣及瓣上狭窄。先天性肺动脉瓣狭窄常为瓣上粘连，开放时呈"圆顶"样，顶端有小口可使血流通过。肺动脉可见狭窄后扩张，大动脉短轴和右室流出道长轴切面可证实这种特征。瓣上狭窄如为隔膜型在2DE所显示瓣口上方，从两侧壁均可见隔膜回声，其中央回声脱失处为孔。管型瓣上狭窄时，在肺动脉瓣上的主肺动脉腔突然变细如管状，其后的肺动脉径又恢复正常。CDFI检查，有起自狭窄口的多彩血流束显示，CW证实其为高速血流。见图2-40。

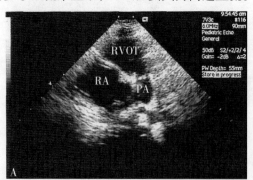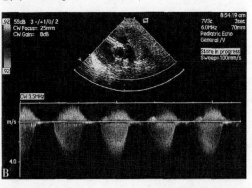

A. 大动脉短轴切面示肺动脉瓣增厚、回声增强；B. 为连续波多普勒，示跨肺动脉瓣高速血流信号

图2-40　肺动脉瓣狭窄

5. 右室流出道狭窄与右室双腔心。有高、中、低右室流出道狭窄，右室双腔心的狭窄处在右室体部。2DE 的左室长轴切面、右室流出道长轴切面及肋下区右室流入道至流出道到肺动脉切面，均可显示上述特征。各处狭窄多为肌性，少数为隔膜样。前者在 2DE 上呈现粗大肌性回声突向右室或右室流出道腔内；后者多见于瓣下区，为隔膜样回声从壁发出，中间孔径较小阻滞血流。CDFI 和 CW 可见发自狭窄水平高速血流。右室双腔心的异常血流束起自右室流出道下方，相当于右室调节束水平。狭窄前部右室壁明显增厚。见图 2-41。

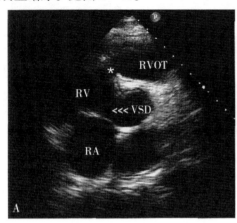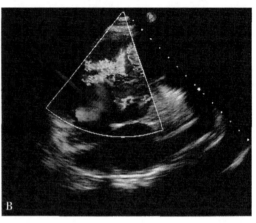

A. 类似胸骨旁四腔心，显示室间隔缺损下方的右室内粗大肌束（*）；B. 彩色多普勒，显示血流通过此处时加速

图 2-41 室双腔心

6. 主动脉瓣及瓣上、瓣下狭窄。先天性主动脉瓣狭窄常由二瓣化引起。2DE 大动脉短轴可见主动脉瓣仅有两叶，关闭呈一字形，失去正常"Y"字形。也有的为三瓣叶的交界粘连。瓣上狭窄时，在主动脉瓣以上，见有狭窄段或隔膜回声。瓣下狭窄时常见主动脉瓣下隔膜，在左室长轴切面上，可见室间隔及二尖瓣前叶各有隔膜样回声突入左室流出道。CDFI 在狭窄水平出现湍流的多彩血流信号，CW 可证实其为高速血流。瓣上狭窄常见于 Williams 综合征，以瓣上环形狭窄为主，血流动力学与主动脉瓣狭窄类似。见图 2-42、图2-43。

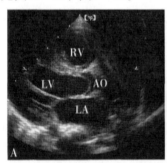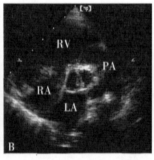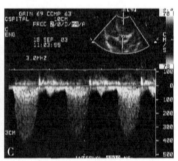

A. 胸骨旁左室长轴切面，显示主动脉瓣开放时呈穹隆状；B. 胸骨旁大动脉短轴切面，显示主动脉瓣呈二瓣化；C. 连续波多普勒，显示跨主动脉瓣的高速血流信号

图 2-42 先天性主动脉瓣狭窄

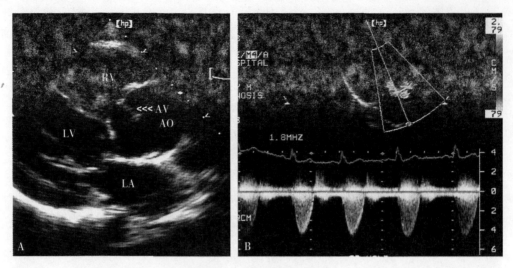

图2-43 主动脉瓣下狭窄

A. 胸骨旁左室长轴切面示主动脉瓣下隔膜；B. 连续波多普勒示跨主动脉瓣下隔膜处的高速血流信号

四、综合复杂畸形

涉及大动脉、心室及瓣膜等心脏多种结构的病变。

1. 单心室（SV），如下所述。

（1）分型诊断：一般分为左室型、右室型单心室和共同心室。可能合并左位型或右位型大动脉转位，也可能仍保持正常动脉关系。

（2）明确诊断根据：①2DE 心尖四腔心切面无正常室间隔回声，显示一个大心腔接受两个心房供血，此即为 SV 的主腔。左室型 SV 可有小流出腔在主腔的前或后方。②2DE 左室长轴及大动脉短轴可判断 SV 是否合并大动脉转位。③CDFI 显示主腔血流通过球室孔进入流出腔，再通向主动脉。④2DE 及 CDFI 可明确房室瓣异常情况，鉴别是一组房室瓣供血（二尖瓣或三尖瓣）；另一组房室瓣闭锁或为共同房室瓣。

（3）血流动力学诊断依据：房室水平血压完全混合。体循环血压为混合血，患者均存在不同程度缺氧。如果没有肺动脉瓣狭窄同时存在，肺循环则承受与体循环相同压力的血流量，早期便出现肺动脉高压，肺血管病变进行性较重，很快便成为不可逆改变。

2. 法洛四联症（TOF），如下所述。

（1）明确诊断依据：①2DE 左室长轴切面能全部显示 TOF 的四个特征：包括主动脉位置前移，与室间隔延续性中断，主动脉骑跨于室间隔上；嵴下型或干下型室间隔缺损；右室流出道狭窄；右室肥厚。与右室双出口鉴别时，可见主动脉瓣与二尖瓣前叶仍有纤维延续性。②2DE 大动脉短轴切面及右室流出道包括主肺动脉及左右肺动脉的长轴切面，可分段确定其狭窄部位及腔径测值，明确其发育情况，判断手术治疗可行性。③CDFI 显示主动脉下 VSD 有双向分流。收缩期，双室血流均进入主动脉，少量右室血流进入肺动脉。肺动脉瓣狭窄的高速血流，可用 CW 定量测定，其流速可达 4m/s 以上。

（2）血流动力学诊断依据：由于肺动脉瓣、瓣下狭窄，右室后负荷增大，右室壁增厚，右室扩大。TOF 时右向左分流为主，右室壁搏动强心泵功能呈右室优势型，为确定手术适应证，须定量测定左室壁厚度、腔大小及左室泵功能。

3. 完全型大动脉转位（D-TGA）的主要病理特征是主动脉向前移位并与右心室相通；肺动脉则与左室相通。D-TGA 需要有心内或大动脉间血流分流才能维持生命，最常并存的分流是 VSD 的室水平分流。

明确诊断根据：①2DE 大动脉短轴表现主动脉位置前移与肺动脉同时显示两个动脉横断面。两者呈右前、左后排列，少见有前、后或左前、右后排列者。左室长轴或五腔心切面显示肺动脉出自左室，肺动脉瓣与二尖瓣有纤维延续性。主动脉出自右室，主动脉下圆锥与房室瓣远离。②2DE 左室长轴或四腔心切面显示干下型或膜周部 VSD，也可能显示 ASD。③C－UCG 法时经静脉注射对比剂，在右房、左室显示回声后迅速进入左房或左室。④D－TGA 常伴有肺动脉瓣或肺动脉狭窄。

4. 功能校正型大动脉转位（CTGA）。大动脉转位规律同 D－TGA。本病主要特点是心室转位，虽然主动脉出自解剖右室但接受左房血，而肺动脉出自左室却接受右房血。结果保持正常体肺循环通路，故称功能校正型大动脉转位。

明确诊断根据：①大动脉转位：心尖五腔心切面可显示主动脉出自解剖右室；肺动脉出自解剖左室。大动脉短轴切面显示主动脉位置前移一般位于肺动脉左前方。肺动脉可能正常或有狭窄。②心室转位称心室左襻：即右室转向左前方。2DE 可鉴别解剖右室与左室。前者与三尖瓣共存，且室内肌小梁丰富而粗大，有多条肌束。左室与二尖瓣结合、左室内膜光滑，回声呈细线状，显示整齐清晰。三尖瓣特点是可找到 3 个瓣叶，四腔心切面可见隔叶起点比二尖瓣前叶起点低 5～10mm。③2DE 可显示其常见并发症 VSD、ASD、PDA 等。

5. 右室双出口（DORV）。为不完全型大动脉转位，两个动脉同时出自右室，是介于 TOF 与 D－TGA 之间的动脉位置异常。两个动脉间的位置关系变化较多，关系正常时类似 TOF，区别是主动脉骑跨超过 50%，甚至完全起自右室。关系异常时类似于 D－TGA，只是肺动脉大部分起自右室。肺动脉骑跨于室间隔缺损之上者又称 Tossing's 病。DORV 均有 VSD 并存，VSD 位置可以多变，如主动脉瓣下、肺动脉瓣下、远离两大动脉等。

（1）明确诊断根据：①2DE 显示两大动脉并列有前移，均起自右室，或一支完全起自右室，另一支大部分起自右室。大动脉关系可正常或异常。大动脉短轴表现两个动脉横断面同时显示在图的前方。心尖四腔心切面可显示两大动脉根部位置及与心室的连接关系。②左室长轴或心尖四腔心切面证实有并存的 VSD。③DORV 时左心室的唯一出口是 VSD，也是肺循环血流的出口。CDFI 表现为显著的左向右分流，在 VSD 处显示明亮的过隔血流信号。

（2）血流动力学辅助诊断依据：DORV 心室水平双向分流，但两大动脉均起自右室，右室血流量明显增加，右室增大显著，右室壁增厚。如果不存在肺动脉瓣、瓣下狭窄，早期即可出现肺动脉高压，并进行性加重。

6. 心脏位置异常分类及符号。由于胚胎发育过程中，心脏是由原始心血管扭曲及部分膨大形成，故发育异常时，心脏位置及心腔相互间位置关系可能异常。

（1）整体心脏异位：包括胸腔外颈部心脏、腹腔心脏及胸腔内右位心等。

（2）正常心脏为左位心用"L"表示，心脏随内脏转位至右侧胸腔称右位心用"R"表示。内脏不转位单纯心脏旋至右胸称单发右位心或右旋心用"R"表示。内脏已转位，但心脏保留在左胸时称单发左位心或左旋心用"L"表示。

（3）心脏所属心房、心室、大动脉间的位置关系亦可能有多种变化。

1）心房位置：①心房正位（S）。②心房反位（I）。正位即指右心房位于右侧，左心房位于左侧。反位即表示心房位置与正位相反。

2）心室位置：①心室右襻（D）：正常左位心，右室在心脏右前方位置称右襻。②心室左襻（L）：为右位心时右心室位于左前方。

3）大动脉位置：①正常（S）。②右转位（R）。③左转位（L）。

第三章

胃肠超声

第一节　胃肠道的超声检查和正常声像图

一、胃肠道超声检查

（一）检查前准备

①检查前日晚餐进清淡易消化饮食，忌食产气食品。当日检查前禁食。②胃超声检查前让患者饮水 500～600ml，必要时可饮 1 000ml，排除胃内气体，形成良好的超声透声窗；③胃内有大量潴留物时，应先进行洗胃。④如患者已做胃肠钡餐造影或胃镜检查时，建议次日再进行超声检查。⑤超声检查肠道前日应常规进行清洁洗肠。⑥大肠检查时，当日必要时可同时行温生理盐水 1 000～2 000ml 灌肠。⑦怀疑胃肠穿孔或梗阻患者禁止使用口服胃造影剂。

（二）超声检查方法

1. 胃口服造影剂。可分三种：①均质无回声类：最常用水。操作简单方便，但无回声与胃壁的低回声病变反差小，不利于小病变的检出，且胃排空较快。②均质等回声类：如胃窗－85 超声显像剂。均质等回声能提高胃壁低回声病变的检出率，且排空时间相对长；③混合回声类：如海螵蛸混悬液、汽水、过氧化氢等。但敏感度低，很少使用。

2. 体位。一般采用仰卧位和右侧卧位。必要时可采用坐位或半坐位。经直肠检查时，需用腔内探头经肛门插入，患者取胸膝卧位。

3. 胃的扫查方法。根据胃的各部位按顺序，依次从食管下段贲门、胃底、胃体、胃角、胃窦到幽门和十二指肠球部进行缓慢、连续的扫查，同时可以配合体位的改变从而得到满意的图像。

（1）横向扫查：从剑突下至脐上，向下顺序连续进行横切面扫查，依次可观察到胃底部、胃体、胃大弯、胃窦部和胃角。

（2）纵向及斜向扫查：于剑突下平行于胃体长轴，从左至右进行连续纵向扫查，依次可观察到胃大弯、胃体长轴、胃小弯；沿左季肋扫查，可观察到食管下段贲门长轴。探头向左上方偏移可观察到胃底部。在胃角的横切面顺时针旋转探头约60°斜向扫查，可观察到胃窦的长轴。

（3）扫查时应注意观察内容：①胃腔充盈情况、胃腔整体和各断面形态，有无胃腔的狭窄。②胃壁：有无限局性增厚、胃壁层次结构是否清晰、连续性是否完整。③胃腔内容物排空情况及胃蠕动方向和强度。④发现可疑病灶时应以其为中心行多切面扫查。详细了解病灶浸润范围、深度、胃壁僵直度及周围情况。⑤疑似胃癌时应检查肿瘤与邻近脏器关系，肝脏、腹膜后淋巴结及腹腔内有无转移等。

4. 十二指肠及空回肠的扫查方法。

（1）十二指肠：十二指肠分球部、降部、水平部和升部四部分。在显示胃窦长轴切面后探头右移可观察到球部，再依次向下、向左作纵向和横向扫查，可观察到降部、水平部和升部。

（2）空回肠：由于其范围广，走行无规律，可在整个腹腔内行纵、横及斜切面相结合的"交叉式"、"拉网式"扫查。

5. 大肠的扫查方法。一般可分为经腹壁、盐水灌肠经腹壁和经直肠扫查三种方法。

（1）经腹壁扫查：右肋弓下扫查，于肝右叶下方、右肾上，可观察到结肠肝曲，探头沿右侧腹向下扫查，可观察到升结肠。左肋弓下扫查可显示脾和左肾，其内侧为结肠脾曲，探头沿左侧腹向下扫查，可观察到降结肠；从结肠肝曲到脾曲作横向扫查，可观察到横结肠。从体表探测直肠病变，可适当充盈膀胱，在耻骨上进行矢状和横断扫查，于前列腺、精囊或子宫、阴道的背侧可看到直肠。

（2）盐水灌肠法：先经肛门插入 Foley 导尿管，将气囊充气，在超声监视下以均匀速度注入温度为 37～40℃的生理盐水。与此同时，经腹部进行扫查。检查顺序一般从直肠→乙状结肠→降结肠→结肠脾曲→横结肠→结肠肝曲→上结肠→回盲肠。注水量应考虑到患者的耐受力和充分显示到病变。

（3）经直肠检测：用直肠专用探头或腔内探头置入肛门作360°旋转扫查。

二、正常胃肠道声像图

1. 正常胃声像图。空腹时胃腔内可见气体强回声，随胃蠕动发生变化，胃壁呈低回声，厚薄均匀，边缘完整。饮水后胃腔充盈扩大，呈液体回声伴小气泡漂浮，胃壁层次结构显示清晰。

（1）食管下段-贲门部：探头沿左季肋缘向外上扫查，在肝左外叶脏面、腹主动脉前方可见倒置漏斗状图像（即食管下段-贲门长轴切面图），中心为管腔内气体高回声，前后两条线状弱回声为前后壁肌层，外侧高回声为浆膜，其上端呈尖端向后上的鸟喙状结构。将探头旋转90°，可在肝左外叶脏面与腹主动脉间看到靶环状图像（即食管下段-贲门短轴切面图）。

（2）胃底：在食管下段-贲门长轴切面图，探头沿左肋弓向左上腹纵行扫查，肝左外叶脏面有含液胃腔，呈椭圆形，后上方与左侧膈肌紧贴，下前方与胃体上部相连、左侧与脾脏相邻。

（3）胃体：平行于胃长轴作纵向扫查，可显示胃体长轴；沿胃长轴垂直扫查，可显示胃体的短轴，从而观察胃的前后壁和胃的大弯、小弯。

（4）胃窦部：胃体短轴切面向下扫查，可见左、右两个分离的圆形或椭圆形液性无回声区，右侧图像为胃窦部短轴切面、左侧图像为胃体。探头下移，两个无回声区相靠近呈类"∞"形，相交处胃壁为胃角。右肋弓下扫查，可显示胃窦长轴切面。

2. 肠管正常声像图。

（1）十二指肠声像图特征：十二指肠位置固定，球部位于胆囊内下方，胰头的右前方。幽门开放时可见液体充盈，呈长锥状含液结构，与胆囊长轴平行。球部远端与降部相连，降部远端向左侧与水平部相连，形成"C"形环绕胰头。

（2）肠管回声有三种表现：①进食后充盈状态：肠管内充满混有气体的肠内容物，形成杂乱的回声反射，后方有声影，大量游离气体可形成强回声，并有多重反射。②空腹状态：周边肠壁呈低回声，中心肠腔内可见气体强回声反射。③肠积液状态：肠管内有大量液体时，表现为管状无回声，肠壁五层结构清晰可见，并可见呈"鱼刺征"样排列的小肠黏膜皱襞或结肠袋。

第二节　胃癌

胃癌是发生于胃黏膜的恶性肿瘤，是最常见的恶性肿瘤之一，占我国消化道肿瘤的第 1 位，发病年龄多见于40～60岁，男女比为3∶1。

胃癌可以发生于胃的任何部位，最常见于胃窦，其余依次为胃小弯、贲门区、胃底及胃体；以腺癌和黏液癌最多见。胃癌的病理变化分为早期胃癌和进展期胃癌两大类。局限于黏膜层的小胃癌称为原位癌，浸润深度未超过黏膜下层的称为早期胃癌，超过黏膜下层的称为进展期胃癌，也叫中晚期胃癌。

早期胃癌常无明显症状，随着病情进展，逐渐出现胃区不适、疼痛、呕吐、消化道出血等，晚期胃癌可引起腹水、恶病质。进展期胃癌易侵及周围脏器和转移到附近淋巴结。

一、超声表现

（一）二维灰阶超声

早期胃癌胃壁局部增厚常 >1.0cm，肿瘤位于胃壁的第1至第2层内，超声检查显示困难。

我国胃癌研究协作组1981年在Borrmann胃癌分型的基础上提出的6种胃癌分型有许多优点，超声依据其特点的分型也较其他方法准确。两种分型的超声表现如下。

1. 结节蕈伞型（Borrmann Ⅰ）。肿瘤向腔内生长，呈结节状或不规则蕈伞状，无明显溃疡凹陷。表面粗糙如菜花样、桑葚状，其基底较宽。

2. 局限增厚型（盘状蕈伞型）。肿瘤所在处胃壁增厚，范围局限，与正常胃壁分界清楚。

3. 局限溃疡型（Borrmann Ⅱ）。肿瘤呈低回声，中央凹陷呈火山口状，溃疡底一般不平整，边缘隆起与正常胃壁分界清楚。

4. 浸润溃疡型（Borrmann Ⅲ）。溃疡凹陷明显，溃疡周围的胃壁不规则增厚区较大，与正常胃壁分界欠清楚。

5. 局限浸润型。壁局部区域受侵，全周增厚伴腔狭窄，但内膜面无明显凹陷。

6. 弥漫浸润型（Borrmann Ⅳ）。病变范围广泛，侵及胃大部或全胃，壁增厚明显，胃腔狭窄，部分病例可见胃黏膜层残存，呈断续状，胃壁第3层强回声线（黏膜下层）紊乱、增厚，回声减低、不均匀。

（二）彩色多普勒超声

较大肿瘤实质内常发现有不规则的血流信号。

（三）超声对胃癌侵及深度的判断

1. 早期胃癌。肿瘤范围小、局限、胃壁第3层（黏膜下层）存在。当黏膜下层受侵时此层次则呈断续状。对此类型中隆起型和浅表隆起型显示较好，对浅表凹陷型和凹陷型显示率低。早期胃癌的确诊要依靠胃镜活检。

2. 肌层受侵。胃壁第3、4层回声线消失，但第5层线尚完整，胃壁趋于僵硬。

3. 浆膜受侵。胃壁最外层强回声线外隆或不光滑。

4. 侵出浆膜。胃壁第5层强回声线中断，肿瘤外侵生长，和相邻结构不易分辨。

（四）胃癌转移征象

1. 淋巴结转移。容易累及的淋巴结主要包括：贲门旁，胃上、下淋巴结，幽门上、下淋巴结，腹腔动脉干旁淋巴结，大网膜淋巴结等。肿大的淋巴结多呈低回声，部分与肿瘤融合，呈现肿瘤向外突出的结节。

2. 其他转移。肝脏、脐周围、腹膜、盆腔及卵巢是胃癌转移的常见部位，胃癌的卵巢转移称为克鲁肯贝格瘤，表现为囊实性肿瘤，多是双侧受累。

二、诊断要点

管壁不规则增厚或肿块形成，肿瘤实质呈低回声，欠均匀；溃疡凹陷出现"火山口"征。病变未侵及固有肌层时胃壁蠕动减缓，幅度减低，随着病变向固有肌层浸润和管壁明显增厚，则出现胃壁僵硬、蠕动消失；胃排空延迟甚至胃潴留。较大肿瘤常造成管腔狭窄。

三、鉴别诊断

超声诊断胃癌常须鉴别的疾病有胃炎、胃溃疡、胃嗜酸性肉芽肿等非肿瘤性胃壁增厚性疾病，另外尚须与其他类型胃部肿瘤相鉴别。

四、临床评价

超声检查作为无创性检查方法，具有操作简便、无痛苦，可以反复检查等优点，除进行筛选检查外，对因病重或年老体弱等不宜做 X 线或胃镜检查者，尤具实用价值。早期胃癌的超声诊断效果稍差，常需胃镜检查确诊。超声检查主要用于进展期胃癌的诊断，能显示胃癌的断面形态，测量肿瘤的大小，判断癌组织的浸润深度，发现肿瘤的周围和远处转移等，从而确定临床治疗方案，减少晚期胃癌的剖腹探查率。但超声显示胃部肿瘤的能力决定于肿瘤本身的大小、形态和位置，小于 10mm 的肿瘤难以在空腹时显示，肿块型比管壁增厚型容易发现。胃底及小弯垂直部扫查易受气体干扰及声窗局限，此处胃癌容易漏诊。

第三节　胃间质瘤

胃肠道间质瘤（Gastrointestinal Stromal Tumors，GIST）是来源于胃肠道原始间叶组织的肿瘤，是近年来随着免疫组化及电镜技术发展而提出的新的病理学概念。GIST 具有非定向分化的特征，是一种有潜在恶性倾向的侵袭性肿瘤，约占胃肠道恶性肿瘤的 1%～3%，其中 50%～70% GIST 发生于胃。

一、病理

胃间质瘤大多数起源于胃壁第 4 层肌层，少数起源于第 2 层黏膜层。好发部位依次为胃体、胃窦、胃底部、贲门等部位，多为单发亦可多发；肿瘤大小不等，直径多在 5cm，但也有大到 10cm 以上者。良性肿瘤呈圆形或椭圆形，边界清晰，呈膨胀性生长，向胃腔内外突起，但不向周围胃壁及胃周组织浸润；恶性间质瘤呈不规则或分叶状，肿瘤黏膜面常可形成溃疡灶，瘤体内可见液化坏死灶和钙化斑块。

二、临床表现

胃间质瘤可发生于任何年龄，多发于 50～70 岁之间中老年人，男女发病率基本相同。大多数无临床症状，多在体检超声检查中意外发现。当肿瘤较大或伴表面溃疡形成时，可出现上腹部不适或消化道出血等症状，并可在上腹部触及肿块。

三、超声检查

（一）良性胃间质瘤声像图表现（图 3 - 1）

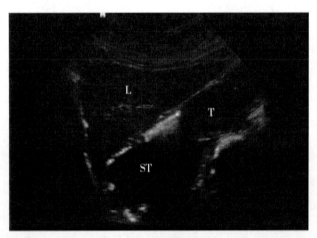

突入胃腔；L：肝；T：肿瘤；ST：胃腔

图 3 - 1　胃间质瘤

（1）肿物源于胃壁肌层，形态规则，呈圆形、椭圆形。

（2）肿物内一般呈均质低回声，境界清楚。

（3）肿物好发于胃体，以单发为主，直径小于5cm。

（4）肿物黏膜面一般光滑，少数肿物表面可有溃疡凹陷。

（5）肿物可以位于胃壁间、突入腔内或凸向腔外。

（6）CDFI可检出点状血流信号。

（二）恶性胃间质瘤声像图表现

（1）肿物直径常在5cm以上，以单发多见。

（2）肿物形态不规则或呈分叶状，内部回声不均质，较大的瘤体内可见液性区或强回声光团，后方伴声影。

（3）肿物黏膜面可完整或破坏，常伴较大的溃疡凹陷。

（4）CDFI可检出较丰富血流信号。

（5）转移征象：①与周围组织界限不清。②淋巴结转移。③脏器转移，主要是肝脏，典型的转移瘤可见"靶环征"或"牛眼征"。

四、鉴别诊断

1. 胃息肉。与突入腔内的胃间质瘤鉴别。胃息肉向胃腔凸出，直径较小，多在1~2cm，基底窄，有蒂和胃壁相连，内多呈中等回声。

2. 淋巴瘤。与胃壁间的胃间质瘤鉴别。淋巴瘤源自黏膜下层，肿瘤呈浸润性生长，侵及范围广，肿瘤内部回声较低，近似于无回声。

3. 胃癌。与恶性胃间质瘤鉴别。胃癌呈浸润性生长，胃壁层次破坏明显，范围广泛。

第四节　先天性肥厚性幽门狭窄

先天性肥厚性幽门狭窄（Congenital Hypertrophic Pyloric Stenosis，CHPS）是婴儿时期原因不明的胃幽门肌层肥厚、幽门管狭窄，造成胃幽门不全性梗阻的外科疾病。见于新生儿，发病率约为1/1 000，以男婴多见。目前病因有几种假说：先天性肌层发育异常、神经发育异常、遗传或内分泌因素的影响等。

一、病理

病理改变主要是幽门环肌肥厚，幽门增大呈橄榄形，幽门管变窄并增长，胃蠕动增强，幽门管部分突入十二指肠球部，形成"子宫颈样"改变。

二、临床表现

临床症状主要是呕吐。患儿在出生后三周左右开始呕吐，呈喷射状，进行性加重，呕吐物为食物，不含胆汁。多数患儿右上腹可触及橄榄形肿物。患儿表现为消瘦，体重无明显增加或反而减轻。

三、超声检查

声像图表现如下。

（1）胃幽门部胃壁呈对称性环状增厚，以肌层低回声增厚为主。纵切面呈"梭形"或"宫颈征"，横切面似"靶环征"（图3-2）。

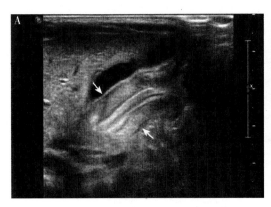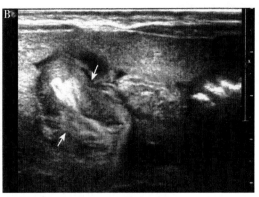

A. 胃幽门长轴图像，呈"宫颈征"；B. 胃幽门短轴图像，呈"靶环征"

图 3-2　先天性肥厚性幽门狭窄（箭头所示增厚的幽门壁肌层）

（2）增厚胃壁厚度≥0.4cm，长度≥2.0cm，前后径≥1.5cm。

（3）幽门管腔明显变窄，胃内容物通过受阻，胃体腔可扩张，内可见较多的潴留物回声。胃幽门部可见逆蠕动。

四、鉴别诊断

新生儿胃幽门部肌层增厚伴喷射状呕吐即可做出正确诊断。

1. 先天性十二指肠梗阻。先天性十二指肠梗阻亦可引起胃腔的扩张，但无幽门壁增厚及管腔狭窄的超声表现，一般不难鉴别。

2. 幽门痉挛。幽门痉挛时会出现一过性胃幽门部肥厚、幽门管增长，动态观察可以帮助鉴别。

五、临床价值

超声检查先天性肥厚性幽门狭窄具有特征性声像图表现，方法简单、安全，且诊断准确率高，是本病的首选检查方法。

第五节　急性阑尾炎

急性阑尾炎（Acute Appendicitis）是阑尾发生的急性炎症。为外科临床常见病，是最多见的急腹症，居各种急腹症的首位。正常阑尾超声不易显示；但阑尾炎性肿大或伴有积液时，超声检查可以发现病变阑尾的图像。

根据急性阑尾炎的发病过程将其分为 4 种病理类型：单纯性阑尾炎、化脓性阑尾炎、坏疽性（穿孔性）阑尾炎、阑尾周围脓肿。单纯性阑尾炎表现为阑尾轻度肿胀，管壁各层均有水肿，炎症细胞浸润，以黏膜及黏膜下层为著，管腔内少许渗液；化脓性阑尾炎表现为阑尾显著肿胀，浆膜高度充血，被纤维蛋白与脓性渗出物覆盖，或被大网膜包裹，管腔内小脓肿形成，积脓，腹腔有渗出液。坏疽性（穿孔性）阑尾炎为阑尾管壁缺血、坏死、穿孔，并有较多渗出液，周围可形成炎性包块和脓肿。

临床表现有转移性腹痛或阑尾区痛、恶心、呕吐、发热、阑尾区压痛、肌紧张和反跳痛。

一、超声表现

超声直接征象为阑尾增粗、"靶环"征、阑尾壁层次不清等；间接征象如阑尾区低回声团、超声麦氏点征阳性、回盲部淋巴结肿大、腹盆腔积液，阑尾腔内偶见粪石强回声等。CDFI 显示阑尾壁及其周围血流丰富。

急性单纯性阑尾炎超声显示阑尾轻度肿胀，管壁稍增厚，直径 >6mm，浆膜回声不光滑，管壁层次欠清晰，腔内可见少量液性暗区。周围无明显液性暗区。

化脓性阑尾炎超声显示阑尾明显肿胀粗大，长轴呈手指状，直径 >10mm。管壁增厚，层次不清，厚薄不一，浆膜回声稍强，纵切呈腊肠样，横切呈同心圆形，腔内可见密集强光点漂浮。阑尾周围见少量无回声暗区包绕。

坏疽性阑尾炎阑尾肿胀显著，形态不规则，管壁明显增厚，各层次结构不清，浆膜层可有回声中断；腔内回声杂乱，见片状不均匀低回声。阑尾周围渗出物增加，可见不规整液性暗区。阑尾周围、肠间隙及盆腔可见不规则无回声区。

阑尾周围脓肿声像图显示阑尾失去规则的条状形态，形态无法辨认，可见强弱不等的点状回声，在阑尾区周围见圆形或类圆形的无回声区、低回声或混合回声团块，边界不清、不规则，周边可因大网膜包裹而呈强回声，邻近肠管蠕动减弱，肠襻间隙及腹盆腔可见积液。

二、诊断要点

阑尾增粗呈同心圆征、阑尾壁层次不清；阑尾区低回声或混合回声团块，腹盆腔积液，阑尾腔内偶见粪石强回声等。

三、鉴别诊断

阑尾炎及阑尾周围脓肿须与多种右侧附件病变鉴别。

四、临床评价

超声已成为急性阑尾炎最重要的影像学检查手段，除单纯性阑尾炎及后位阑尾炎容易漏诊外，其余各型阑尾炎的超声诊断准确性都较高，特别是高频超声具有很高的临床应用价值。超声检查可以鉴别急性阑尾炎的程度和病理类型，判断阑尾穿孔、阑尾周围脓肿，并与其他急腹症相鉴别，为临床医师选择治疗方案和手术时机提供重要的参考指标。但是超声检查也有一定的局限性，肠道气体的干扰可能造成阑尾无法显示，不能做出正确的超声诊断。

第六节　肠梗阻

肠内容物不能正常向下运行通过，称为肠梗阻，是临床常见而又严重的一种急腹症。

肠梗阻根据病因和病理表现，分为机械性肠梗阻和麻痹性肠梗阻；根据梗阻的程度，分为完全性和不完全性肠梗阻。梗阻部位以上肠管扩张、积液、积气，严重者并发肠穿孔和肠壁坏死。机械性肠梗阻的扩张肠管蠕动活跃，梗阻远端常见肿瘤、结石、肠套叠等；麻痹性肠梗阻的肠壁蠕动波减缓甚至消失。肠梗阻主要症状有阵发性腹部绞痛、腹胀、呕吐，机械性肠梗阻肠鸣音亢进，完全性肠梗阻时无排便和排气。梗阻晚期常发生水、电解质紊乱。

一、超声表现

（1）肠管扩张，腔内积气、积液。

（2）肠壁黏膜皱襞水肿、增厚，排列呈鱼刺状（又称"琴键"征）。

（3）机械性肠梗阻肠壁蠕动增强，幅度增大，频率加快，甚至出现逆蠕动，肠内容物反向流动；麻痹性肠梗阻肠管扩张，肠蠕动减弱或消失。

（4）绞窄性肠梗阻时肠蠕动减弱，腹腔内出现液体回声。

（5）梗阻病因的诊断：机械性肠梗阻远端出现异常回声对于病因的确定有重要帮助，常见病因有肿瘤、异物、肠套叠、肠疝等；麻痹性肠梗阻可以出现在机械性肠梗阻晚期，更多见于手术后或其他急腹症，手术后表现为全肠管扩张，继发于其他急腹症时肠管的扩张局限而轻微。

二、诊断要点

肠管扩张，腔内积液、积气，肠壁蠕动增强或减缓，伴有腹痛、腹胀、呕吐、排气排便减少或无。

三、鉴别诊断

肠梗阻需与肠套叠、急性阑尾炎、急性腹膜炎、急性胰腺炎等急腹症鉴别。

四、临床评价

超声检查能够重复多次，若能持续发现肠管扩张，即可诊断肠梗阻。超声检查肠梗阻的意义在于能够确定梗阻的部位、程度、原因等，简便易行。

第七节 结肠、直肠癌

结、直肠癌是发生于结、直肠黏膜上皮细胞的恶性肿瘤，在胃肠道肿瘤中占第二位，是最常见的大肠肿瘤。大肠癌是常见的消化道恶性肿瘤，占胃肠道肿瘤的第二位，可发生于大肠的任何部位。最常见为直肠，其次为乙状结肠、盲肠、升结肠、降结肠和横结肠，结肠癌占40%。

肠癌的大体分类为4型：①息肉型：肿瘤向腔内呈息肉状、结节状、菜花状，多为分化良好的腺癌；生长缓慢，转移迟，预后好。②溃疡型：癌组织向肠壁深层及周围浸润，溃疡呈火山口样，表面污秽；多为腺癌，分化差，淋巴转移早。③浸润型：癌组织纤维组织多质硬，局部肠壁增厚；沿肠壁环状浸润，造成管腔环状狭窄；镜下为硬癌，常早期血路或淋巴转移。④胶样癌：呈柔软胶冻状，半透明；多为黏液腺癌或印戒细胞癌。

临床表现有血变、腹痛、腹部包块、腹部不适、胀气、排便习惯改变、腹泻与便秘交替等。

一、超声表现

（一）二维灰阶超声

肠壁不均匀增厚或见不均匀团块回声，呈"假肾"征（周边实质性低回声似肾脏的皮质，中心残腔内的气体为强回声似肾脏集合系统，彩超不能显示肾脏特有的树形血流信号）。纵切面时显示肠腔狭窄变形，中央为扭曲走行的细线样气体强回声。周边肿瘤组织多表现为实性低回声均匀或不均匀团块。病变处肠壁僵硬，肠蠕动减弱或消失，近端肠腔扩张，肠内容物滞留，肠蠕动可增加。超声检查有时常因发现肝脏转移病灶后，再检查肠道而发现结肠肿瘤。

（二）超声分型

1. 结节团块型。病变肠管壁局限性增厚隆起，肿瘤呈结节状向肠腔内突起，表面高低不平，基底宽多 <20mm，内部回声呈低回声或中等回声。

2. 菜花、溃疡型。病变肠管壁局限性不规则增厚隆起，肿瘤呈环状、半环状，基底宽常 >50mm，表面凹凸不平呈菜花状，肠腔环形狭窄；肠壁层次被破坏，表面形成不规则、深达浆膜层溃疡凹陷，呈"火山口"征，周边隆起，表面附着絮状黏液，呈不规则中等或强回声，周围肠管壁不对称性增厚，病变肠管变形、蠕动消失。

3. 扁平隆起型。病变肠管壁局部增厚，回声较低，层次、边缘紊乱不清，黏膜面高低不平，肠壁僵硬。

（三）彩色多普勒超声

病灶内部可见较丰富血流信号，频谱多普勒显示为高速高阻血流。

二、诊断要点

肠壁不均匀增厚或见不均匀团块回声，呈"假肾"征，肠腔狭窄。病灶内部可见较丰富血流信号。

三、鉴别诊断

结肠癌与其他肠道、肠系膜占位性病变及肠套叠易于混淆，需要仔细鉴别。

四、临床评价

超声检查可以了解肿瘤生长的部位、大小、范围，观察肠壁浸润情况，有无邻近脏器受累、转移及淋巴结转移；尤其是经直肠超声对直肠癌的术前分期、治疗方案及术式选择均有较好的指导作用。是其他结、直肠癌检查方式的有益补充。但由于受肠道气体和肠内容物的影响或位置较深、较低，往往容易漏诊，尤其是对较小的肿瘤；发现肿块时位置定位诊断的正确率不及钡灌及结肠镜。

第四章

妇科超声

第一节 妇科检查方法与正常声像图

一、盆腔内结构的声像图表现

髂腰肌位于骨盆内的两侧弱回声，同时有断续的高回声边缘。当自腹正中线向髋部作斜切时可显示。靠头端可见腰大肌与髂肌之间的筋膜鞘所形成的线状高回声。靠尾端即为髂腰肌，横切面上呈椭圆形弱回声区，边缘为高回声光带。大骨盆内的结构常因肠气的干扰或肥胖体型难以显示。

小骨盆腔内组织结构的识别更具有重要意义。膀胱充盈状态下可在膀胱下方、子宫或阴道的两侧显示闭孔内肌和提肛肌。闭孔内肌占据小骨盆内前外侧的大部分。在耻骨上横切面图能清楚显示。并见由闭孔筋膜构成的该肌边缘，呈高回声。在后内侧阴道横切面的两侧尚可见另一弱回声区即为两侧的肛提肌。在耻骨上横切面向尾端扫查时，子宫下端或阴道两侧之结构，前外侧为闭孔内肌，后内侧为肛提肌，且愈向尾端扫查可因髋臼效应使充盈膀胱呈正方形。与骨盆侧壁成一定角度纵向扫查可显示头端的闭孔内肌和尾端的肛提肌。小骨盆腔内其他两组肌肉即尾骨肌和梨状肌位于盆腔内头端更深处，常难以显示。

盆腔内的大血管，即髂外动、静脉。识别这些结构在定位诊断上有一定的意义。髂外动、静脉呈管状结构的无回声区，实时超声可显示动脉搏动。在膀胱高度充盈情况下，从腹正中线向髋部斜向扫查可见髂腰肌前方的管状结构，为髂外动、静脉，横切面时即于子宫底部两侧髂腰肌前方显示。但常因肠气干扰显示不清。髂内动、静脉在离腹正中线3cm左右纵向扫查时，即可显示其管状的无回声区，并可见平行的同侧输尿管回声，卵巢位于其前内侧，可作为定位卵巢的标志。卵巢后方的卵巢动、静脉因管腔太小，二维图像一般不易显示。

输尿管呈管状无回声结构，在小骨盆内通过充盈的膀胱在阴道水平上方，无论纵横切面均可显示，有明亮管壁回声，中心部无回声，位于卵巢后方和髂内动、静脉之前方。当实时超声检查时常可显示其蠕动，呈闪烁间歇性回声，在膀胱三角区内可见"射尿反应"。由于输尿管与卵巢和宫颈管紧密相贴，故当卵巢或子宫病变时，常可引起输尿管压迫致使其扩张和肾盂积水。

耻骨上正中线纵向扫查时，可在膀胱与直肠及乙状结肠之间显示子宫、阴道图像及其两侧的附件，包括输卵管、阔韧带、输卵管系膜和卵巢等盆腔内生殖器官。

在小骨盆内、阴道后方有固定与后腹壁的直肠，大约在小骨盆靠头端的1/2，约在第3骶椎水平有乙状结肠，常因肠道内气体和粪便使其管腔内呈散在的强回声，可随肠蠕动而活动。有时因肠内气体强回声和声影使肠壁显示不清。直肠内水囊检查有助于识别上述结构和后盆腔部的肿块。

此外，当膀胱充盈扩张时，盆腔腹膜内三个潜在的间隙均可在图像上显示。陶氏腔向尾侧伸展约占阴道上1/4，它是最大的间隙，也是腹膜腔最低部位，当腹腔内有积液时是液体最易聚集的部位，同时在后盆腔病变的检查时该部位也具有重要临床意义。

二、正常子宫、输卵管和卵巢声像图表现及正常测值

1. 正常子宫的声像图和正常值。纵切面子宫一般呈倒梨形，子宫体为实质均质结构，轮廓线光滑清晰，内部呈均匀的中等强度回声，宫腔呈线状高回声，其周围有弱回声的内膜围绕。随月经周期内膜的变化，宫腔回声有所不同。宫颈回声较宫体稍高，且致密，常可见带状的颈管高回声。子宫颈阴道部即阴道的前后穹隆间常可呈圆形弱回声。横切面子宫近宫底角部呈三角形，体部则呈椭圆形。其中心部位尚可见宫腔内膜线高回声。通过子宫纵切面观察宫体与宫颈的夹角或其位置关系，可以了解子宫是否过度前倾或后倾。子宫下端的阴道，其内气体呈线状强回声，壁为弱回声，易于识别。

正常子宫的大小，常因不同的发育阶段，未产妇与经产妇的体型不同，而有生理性的差异。测量方法：当适度充盈膀胱后（以子宫底部能显示为度），先作纵向切面使子宫全貌显示清晰，测量宫体和宫颈的纵径以及宫体的前后径，然后进行横向扫查，自耻骨上缘向中上滑行，连续观察子宫横切面，测量子宫的最大横径，具体测量方法如下（图4-1）。

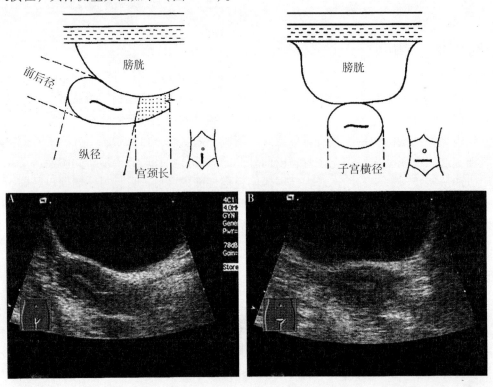

A. 子宫纵断面上测量纵径和前后径；B. 子宫横断面上测量子宫横径（宽径）

图4-1　子宫超声测量方法示意图

（1）子宫纵径：宫底部至宫颈内口的距离为宫体长度。宫颈内口至宫颈外口（阴道内气体强回声光带顶端）的距离为宫颈长度。

（2）子宫前后径：纵向扫查时，测量与宫体纵轴相垂直的最大前后距离。

（3）子宫横径：横向扫查时，宫底呈三角形，其左右为宫角部位，此时测量子宫横径不易准确，故应探头稍下移，在两侧宫角下缘的子宫横断面呈椭圆形，使子宫侧壁显示清晰时，测其最大横径。

正常子宫大小取决于年龄和激素水平。成年未育妇女子宫纵径（又叫长径）7~8cm（包括宫颈），前后径2~3cm，横径4~5cm。已生育妇女的子宫稍大，纵径增加约1cm，多产妇女增加约2cm。绝经

后子宫萎缩。青春期子宫体长约与子宫颈等长，生育期子宫体长约为子宫颈的一倍，老年期又成为1：1（图4-2、图4-3）。

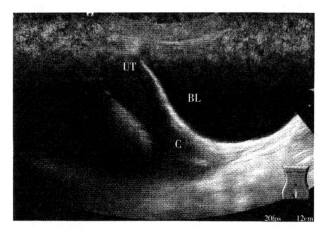

声像图示宫体与宫颈等长；BL：膀胱；UT：子宫；C：宫颈
图4-2　青春期子宫纵切面

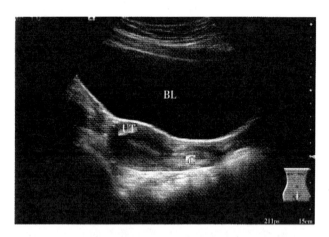

声像图示宫体长约为宫颈一倍；BL：膀胱；UT：子宫；C：宫颈
图4-3　生育期子宫纵切面

2. 输卵管及卵巢声像图和正常值。子宫两侧的附件包括输卵管、阔韧带、输卵管系膜和卵巢。横向扫查时可显示两侧子宫角延伸出的输卵管、阔韧带和两侧卵巢。输卵管自子宫底部蜿蜒伸展，呈高回声边缘的管状结构，其内径小于5mm，一般不易显示。卵巢通常位于子宫体部两侧外上方，但有很多变异。后倾位的子宫两侧卵巢位于宫底上方。正常位置的卵巢，其后外侧可显示同侧的输尿管和髂内血管，可作为卵巢定位的标志。正常卵巢切面声像图呈杏仁形，其内部回声强度略高于子宫。成年妇女的卵巢大小约4cm×3cm×1cm，并可按简化的椭球体公式，计算其容积，即（长×宽×高）/2，正常应小于6ml。生育期妇女，卵巢大小随月经周期而变化，声像图可观察卵泡的生理变化过程，可用于监测卵泡的发育。

3. 月经周期中子宫、卵巢等声像图形态学的变化。当解释妇科内生殖器官声像图时，应特别强调了解正常生理改变的重要性，也就是女性生殖器官声像图的解释需要有对影响女性生殖系统相互作用的内分泌学知识。子宫内膜周期性变化，不论卵子是否受精，一般分为下列三期（日期计算从月经第一天算起）：①月经期（第1~4d）。②增殖期（第5~14d）。③分泌期（第15~28d）。子宫内膜变化是卵巢的内分泌即雌激素和孕激素作用而出现。排卵前，卵巢以分泌雌激素为主，使内膜仅发生增殖性变化。在排卵后期，在雌激素、孕激素的联合作用下使子宫内膜发生特殊的分泌性变化，子宫内膜的声像图也有相应改变。增殖期内膜多呈线状回声，分泌期和月经期由于内膜水肿，腺体分泌，血管增殖，则表现为典型的"三线"征,即外层为高回声的内膜基底层,内层为低回声的内膜功能层,中央的条状高回声为宫腔黏液(或两层内膜结合线)。生育期妇女的双层内膜厚度约为 5～12mm,分泌期最厚可达 14mm。绝经期后妇女内膜变薄,小于6mm。当有异位妊娠时,宫腔内蜕膜反应而形成高回声边缘的圆形无回声区(即假孕囊回声)。子宫内膜声像图变化与卵巢内卵泡发育的排卵过程一致。卵巢在排卵期体积可增大,其内有卵泡的圆形无回声区,大小为 1～2cm。排卵时卵泡位置移向卵巢表面,且一侧无卵巢组织覆盖,并向外突出。排卵后进行黄体期,卵巢内的黄体可较卵泡直径稍增大,边缘皱缩不规则,内有细弱回声光点。此外,排卵期的子宫直肠陷凹内可显示小量的液性无回声区,可能系继发于卵泡的破裂后少量腹腔积血,发生率约40%。这亦可能与月经间腹痛的病因学有关。

4. 卵泡发育的监测与意义。在卵巢生理功能的研究中,如何精确观测卵泡发育和估计排卵日期,一直是产科临床所关注的重要课题。既往,多依赖于基础体温和血及尿中激素水平的变化来估计排卵日期,但这些检查因不能直接反映卵泡形态学改变而使临床应用受到限制。二维超声目前已成为监测卵泡发育的重要手段。可以根据超声图像的特征,判断有无卵泡发育以及是否成熟和排卵,连续的超声检查还能发现一些与激素水平变化不一致的特殊情况,如了解有无未破裂卵泡黄素化等情况。根据超声的图像特征可以判断卵泡的成熟度和是否已排卵。

(1)成熟卵泡的特点。

1)卵泡最大直径超过 20mm:根据国内有关文献报道,排卵前正常卵泡最大直径范围为 17～24mm,体积为 2.5～8.5ml,有学者报告卵泡 <17mm 者为未成熟卵泡,多不能排卵。

2)卵泡外形饱满呈圆形或椭圆形,内壁薄而清晰或可见内壁卵丘所形成的一金字塔形的高回声。有时尚可见优势卵泡周围有一低回声晕。

3)卵泡位置移向卵巢表面,且一侧无卵巢组织覆盖,并向外突出。

(2)已排卵的指征(即进入黄体期)。

1)卵泡外形消失或缩小,可同时伴有内壁塌陷。

2)缩小的卵泡腔内细弱的光点回声,继而卵泡壁增厚,并有较多的高回声,提示早期黄体形成。

3)陶氏腔内少量液性无回声区,此种情况约占50%以上。

根据卵泡测值及形态改变,结合尿或血中黄体生成激素(LH)测值进行综合分析,有助于提高预测排卵的准确性。

关于卵泡增长速度一般文献报道为 1～3mm/d,临近排卵时增长快,可达 3～4mm/d,排卵前5h可增长 7mm。

值得指出的是卵泡的大小固然与卵泡的成熟度有密切关系,然而,过度增大的卵泡常会出现卵子老化或闭锁现象,所以在不孕症的治疗中用药物刺激卵泡发育时,既要掌握成熟卵泡的标准,又要注意防止卵泡过度增大,在适当时候可以应用绒毛膜促性腺激素(HCG)促使卵泡最后成熟,这样有利于获得比较成熟的卵子。

以上观察研究对不孕症的治疗和人类生殖工程的研究均具有重要价值。

三、子宫、卵巢血流的监测与意义

子宫和卵巢血供状态可随年龄、生殖状态(绝经前、绝经期或绝经后期)和月经周期而变化。只有充分掌握这些生理性改变,才有助于对病理状态做出正确地判断。

子宫的血流灌注与雌激素和黄体酮的循环水平有关。在绝经前的妇女,随产次的增加,彩色多普勒检测可见血管数量的增加,显示较丰富的血流信号。绝经期的妇女则血管数量减低,这与雌激素水平低下有关。绝经后,子宫血管则更行减少。但若进行了激素替代治疗,则可使子宫血管无明显减少。

在进行频谱多普勒检测时,通过血流阻力指数(RI)和搏动指数(PI)等有关血流参数的测定,即可观察到随月经周期的明显变化。在分泌晚期和月经期 RI 和 PI 值增高($RI = 0.88 \pm 0.1$,$PI = 1.8 \pm 0.4$),增殖期为中间值,而 RI、PI 减低是在分泌早、中期。妊娠后 RI 和 PI 在放射状动脉和螺旋动脉中明显降低。由于血流的低阻力使子宫肌层和黏膜层有丰富的血流灌注。在绝经后的妇女子宫动脉及其分支显示水平很低，即使能显示多无舒张期血流信号，呈高阻力状态。但若进行了激素替代治疗，多普勒频谱曲线形态可相似于绝经前状态。

卵巢血管供应取决于每侧卵巢的功能状态，通常亦可观察到其随月经周期的变化，卵巢要经历下列变化：滤泡增殖期、排卵期、黄体期和非活动状态。排卵前的卵泡有广泛的毛细血管网，而这些毛细血管网可能是通过前列腺素 E_2 循环水平的增加来调节。这种丰富的血管网可应用经阴道彩色多普勒超声显示。通常位于优势卵泡的周围区，在排卵前 2~4d 更易于显示。频谱多普勒检测时，RI、PI 值逐渐减低。在黄体生成激素（LH）达高峰时，RI、PI 值最低，呈低阻力状态。

黄体血管的生成和血流阻力与是否妊娠有较大影响。如果妊娠在排卵后的 48~72h，黄体便成为血管化，受孕后的 8~12d（即末次月经的 22~26d）围绕黄体的周围显示一很强的血管环。频谱检测该血管环，RI、PI 值很低，呈明显低阻力状态。这种表现持续至整个妊娠早期。如果未妊娠，黄体血管则呈中等至较低阻特征和较低的收缩期血流。阻力增加直至 RI 和 PI 最高值须至下一月经周期的第一天。

卵巢动脉主支显示高阻力的血流频谱曲线表现无功能或不活动状态。卵泡增殖期显示中等阻力，而黄体期则 RI 和 PI 值减低。

绝经期和绝经后期卵巢在彩色多普勒血流图显示非常少的血管和多普勒曲线显示为无舒张期的血流信号，呈高阻力指数。进行激素替代治疗的患者偶可检测到极低的舒张期血流频谱。

第二节　先天性子宫发育异常

一、子宫畸形的种类及形态学特点

依据内生殖器官的胚胎发生学异常，子宫先天性畸形可分为如下三类。

1. 中肾管发育不良所致的畸形。

（1）双侧副中肾管发育不良所致的畸形：①先天性无子宫：由双侧副中肾管完全未发育所致。形态学表现：无子宫，双卵巢可发育正常。②始基子宫：由两侧副中肾管汇合后短时间内即停止发育所致。形态学表现：子宫小，宫体厚度 <1.0cm，无子宫内膜，双卵巢可发育。临床表现为无月经。③幼稚子宫：由两侧副中肾管汇合后在子宫发育至正常之前停止发育所致。形态学表现：子宫各径线小于正常，宫体与宫颈比例为 3：2，有子宫内膜，但很薄。临床表现经量稀少。

（2）一侧副中肾管发育不良所致的畸形：主要有单角子宫。由一侧副中肾管发育停止，而另一侧发育完全所致。停止发育的一侧可形成残角子宫。形态学表现：按未发育侧子宫发育情况与发育侧子宫之间的关系分可为以下几种类型：①双角子宫一侧为残角。②残角子宫发育不全，有宫腔，无宫颈，与发育侧单角子宫腔相通。③残角子宫发育不全，有宫腔，无宫颈，与发育侧单角子宫腔不通。④残角子宫为始基子宫，发育不全的子宫无宫腔、无宫颈，以纤维束与发育侧子宫腔相连。⑤发育侧的单角子宫有一侧输卵管、卵巢与韧带，一侧子宫完全未发育。

2. 副中肾管融合不良所致的畸形。

（1）双侧副中肾管完全未融合所致的畸形：双子宫。全段副中肾管未汇合，形成完全分离的两个宫体、两个宫颈及两条阴道。

（2）双侧副中肾管部分融合不良所致的畸形：根据融合不良的程度，形态学表现如下：①双角双颈子宫：两个子宫体，两个子宫颈，一条阴道。②双角单颈子宫：两个子宫体，一个子宫颈，一条阴道。③弓形子宫：宫底中央凹陷，宫壁向宫腔突出如马鞍状，此型被认为是最轻型的双角子宫，子宫腔形态大致正常。

3. 双侧副中肾管融合后中隔吸收不良所致的畸形。双侧副中肾管融合后中隔吸收不良形成完全纵隔或亚纵隔子宫。形态学表现：完全纵隔子宫，子宫纵隔达宫颈内口或外口；不完全纵隔子宫，子宫纵隔为部分纵隔，纵隔终止于子宫颈内口之上。

二、先天性子宫畸形的声像图表现

先天性子宫发育异常的超声诊断主要靠二维灰阶超声成像技术。三维容积超声成像可立体观察子宫的形态、内膜发育情况和宫腔的形态，对于准确诊断很有帮助。

1. 先天性无子宫。无论在纵切、横切或矢状切面上均不能显示出子宫图像。因先天性无子宫常合并有先天性无阴道，扫查不到子宫的同时常见不到阴道回声。可见双侧卵巢回声。

2. 始基子宫。子宫小，宫体厚度 < 1.0cm，多数无宫腔线，无子宫内膜回声（图4 - 4），双卵巢可见。

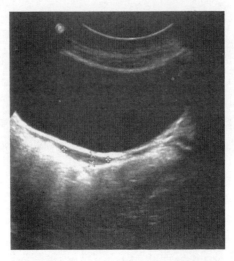

显示子宫小，无内膜回声，无月经

图4 - 4　始基子宫二维灰阶声像图

3. 幼稚子宫。子宫轮廓及回声正常，各径线 < 正常，宫体与宫颈比例失常，宫颈长度 > 宫体长度。可见内膜及宫腔线回声，但内膜很薄（图4 - 5）。

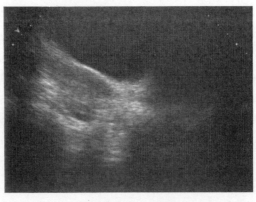

显示子宫小，内膜薄

图4 - 5　幼稚子宫二维阶声像图

4. 单角子宫。单角子宫呈牛角形，在发育完好的一侧可探及正常卵巢。子宫的另一侧可有中空或实性的条状物，可与子宫腔相通或不通。

5. 双子宫。纵切能探及左右两个子宫体，两侧子宫体内分别可见子宫内膜回声，每个宫体有各自的宫颈和阴道或两个宫颈一个阴道，但阴道内有完全纵隔。横切子宫底处见两团子宫内膜且宫腔间无组织相连。卵巢发育正常。

6. 双角子宫。双角单颈子宫横切见两个宫体成羊角状，相互分离，各自有独立的子宫内膜，两处内膜至宫颈或宫体中下段合为一处，并与一个宫颈相连，矢状切显示一条宫颈回声和一条阴道线相通

（图 4 - 6）。

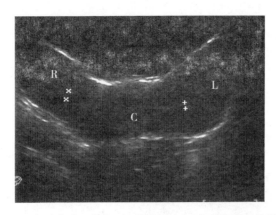

子宫横切面：两个子宫腔，其间无组织相连，至宫颈处两团内膜合为一处

图 4 - 6　双角单颈子宫声像图

7. 纵隔子宫。子宫横切宫底处增宽，浆膜面平滑、完整。探及两团子宫内膜回声，中间有与子宫肌层回声相似的组织分隔，光镜下该组织成分主要为纤维结缔组织和平滑肌组织。若该分隔将子宫体至子宫颈完全分成两部分，则为完全纵隔子宫（图 4 - 7），若纵隔仅将子宫体上段分隔成两部分，而子宫体下段合为一个是不全纵隔子宫（图 4 - 8）。

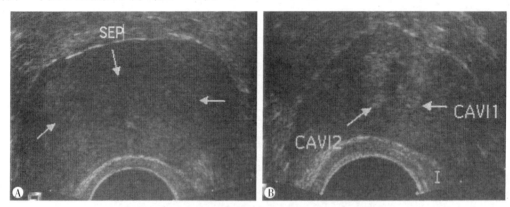

A. 子宫横切面：两个子宫腔，其间有与子宫肌层回声相似的组织相连，子宫轮廓如常；B. 子宫颈横切面：可见两处子宫颈腔

图 4 - 7　完全纵隔子宫声像图

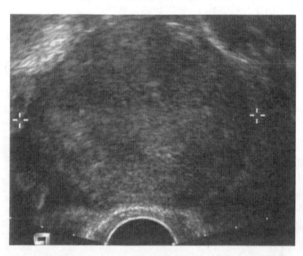

子宫横切面见两团子宫内膜，其间有与子宫肌层回声相似的组织相连，子宫轮廓如常

图 4 - 8　不全纵隔子宫声像图

三、先天性阴道畸形

先天性阴道畸形主要有阴道发育不全（无阴道或阴道狭窄），阴道纵（斜）隔。

阴道畸形的声像图表现如下：

1. 先天性无阴道或阴道狭窄。于膀胱后方扫查不到阴道回声，或虽可探及部分阴道回声但阴道线不清晰或很细（图4-9）。因先天性无阴道常合并先天性无子宫，故也常扫查不到子宫回声。

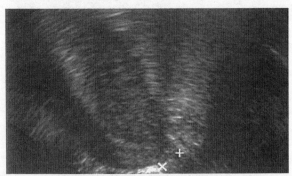

阴道纵切面，显示上段明显狭窄（+×）

图4-9 先天性阴道狭窄声像图

2. 阴道纵隔。阴道纵隔时超声可探及两条阴道线回声，有时阴道纵隔将阴道分为大小不同的左右两部分，阴道隔紧贴小的一侧阴道壁，常规超声难于显示纵隔回声，超声阴道造影有助于诊断（图4-10）。

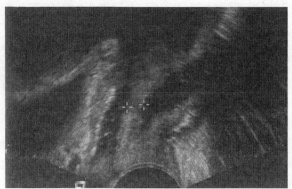

阴道腔内生理盐水造影图像，显示阴道内有中等回声分隔

图4-10 阴道纵隔声像图

3. 阴道斜隔。超声显示阴道内中等回声，常合并斜隔腔内积血（图4-11），需注意与卵巢囊肿相鉴别。

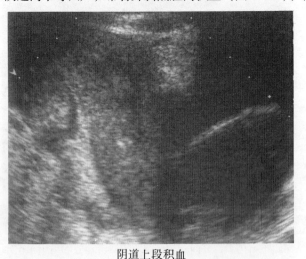

阴道上段积血

图4-11 阴道斜隔声像图

内生殖器官先天性畸形超声检查应注意：子宫畸形时常合并先天性泌尿系统畸形，尤其是肾发育不全及异位肾。故应注意检查肾脏。

四、先天性生殖道畸形的鉴别诊断

二维灰阶超声检查生殖道形态可检出大多数的先天性生殖道畸形，但需注意鉴别诊断：①不对称双子宫或单角子宫另一侧为残角子宫须注意与有蒂的浆膜下肌瘤及卵巢实性肿瘤相鉴别：残角子宫常呈等回声，如果残角子宫内有功能性内膜，可以周期性出血、聚集形成囊性结构，二维灰阶声像图显示为低回声区，但能发现双侧卵巢。如为始基角子宫，表现为回声较均匀的团块，内无内膜回声，常可探及同侧正常卵巢。卵巢肿瘤回声多不均匀，且常较大。有蒂的浆膜下肌瘤常位于子宫两侧，仔细扫查有时可探及与子宫体相连的蒂。②双角子宫需与纵隔子宫及双子宫相鉴别：纵隔子宫外形正常，两个子宫腔的内膜回声靠得很近，中间有较薄的纤维分隔将其隔开。双角子宫纵切面子宫轮廓基本正常，横切面子宫下段基本正常，在近宫底部横切面时子宫分为两部分，分别有内膜存在，子宫两部分间无组织相连。双子宫时盆腔内探及两个大小基本一致、形态规则、回声均匀的子宫，其体积可较正常子宫稍小，均可探及宫腔线。经阴道彩色多普勒超声在子宫的外侧分别可探及一条子宫动脉。两个子宫大小也可有差异，一侧子宫发育较好，另一侧子宫发育较小。

对于复杂或不典型的生殖道畸形，常规超声检查诊断困难时可行三维超声检查，三维超声可显示子宫的立体结构，对子宫畸形的诊断与鉴别诊断优于二维超声。

五、超声检查的临床意义

子宫畸形常无临床症状，患者可因原发闭经、不孕、习惯性流产、子宫自然破裂等原因就诊。超声能较准确地诊断某些先天性生殖道畸形，鉴别畸形种类，为临床诊断和决定治疗方式提供信息。如纵隔子宫和双子宫的鉴别，纵隔子宫可行宫腔镜纵隔切除，而双子宫的治疗则要手术切除一侧子宫。先天性子宫畸形如纵隔子宫或双角子宫合并妊娠时实施人工流产前准确诊断有助于指导临床操作。

第三节　子宫肌层病变

一、子宫肌瘤

病因：子宫肌瘤是由于雌激素刺激引起的子宫平滑肌的良性肿物，在育龄妇女中发病率高达40%，是非孕子宫增大最常见的原因。

（一）病理特点

病理上，子宫肌瘤由梭形平滑肌呈涡轮状排列间以不等量的纤维结缔组织构成，周围的肌纤维被压迫形成假包膜。子宫肌瘤无合并变性时呈实质性肿物，可呈球形或不规则形，大小差别很大。小者数毫米，大者可 >20cm。较大的肌瘤可发生变性，如脂肪变、囊性变，较少见的变性有红色变性及肉瘤样变。

（二）子宫肌瘤分类

依据肌瘤与子宫肌壁的关系，将肌瘤分为三类：①肌壁间肌瘤：肌瘤位于子宫肌层内，此型最常见，占60% ~70%。②浆膜下肌瘤：肌瘤突出至腹膜面，约占20%。当肌瘤完全突入阔韧带两叶之间，仅有一细蒂与子宫相连时，称为阔韧带肌瘤。③黏膜下肌瘤：突入至子宫腔内的肌瘤，约占10%。

此外还有一种特殊类型的子宫肌瘤，为子宫静脉内平滑肌瘤病，是一种罕见的子宫良性肿瘤，组织学上起源于子宫平滑肌或子宫血管壁平滑肌向脉管腔内扩展。脉管内平滑肌瘤虽为良性肿瘤但具有恶性肿瘤的生长特性，常见生长至盆腔静脉内、下腔静脉内，偶可见生长至右心房及左心内，形成肿瘤。

（三）临床表现

肌瘤较小时，多数患者无症状；肌瘤较大时，部分患者有腹痛、月经量大或压迫症状，黏膜下肌瘤患者常月经量多。脉管内平滑肌瘤的临床表现与一般的子宫肌瘤患者相同，主要是盆腔包块，子宫增大，经期延长或月经量多，也可表现为绝经后出血。部分患者可有下腹部痛。肿瘤生长至心脏内者可有胸闷，影响至心功能时可有呼吸困难。

（四）声像图表现

子宫肌瘤的声像图表现与肌瘤的位置、大小和有无继发性改变等因素有关。

1. 二维灰阶声像图表现。

（1）肌壁间肌瘤：子宫增大或出现局限性隆起，致使子宫形态失常，轮廓线不规则，较大的肌瘤可使整个子宫呈一大的结节，难以分辨内膜结构。肌瘤结节可为单个，也可为多个。无继发变性时回声较均匀，多为圆形或类圆形低回声或等回声，周围有时可见假包膜形成的低回声晕圈。肌瘤结节较大时，内部回声可不均匀，成旋涡状。有些肌瘤后方回声衰减或有声影，致使结节边界不清晰，不易准确测量其大小（图4-12）。肌瘤较大时可压迫和推挤宫腔，使子宫内膜回声移位或变形。当压迫膀胱时，可使之产生压迹与变形，严重时可引起尿潴留或排尿困难。

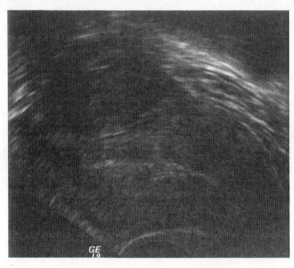

后壁肌瘤，边界清晰，内部呈低回声

图4-12 肌壁间肌瘤声像图

（2）浆膜下肌瘤：部分性浆膜下肌瘤超声可见子宫增大，形态失常，浆膜向外呈圆形或半圆形突出，有蒂的浆膜下肌瘤子宫部分切面大小、形态可正常，部分切面见由子宫肌层向外凸出的结节，有蒂与子宫相连。结节可呈低回声或不均匀回声，并发变性时，可呈现相应的声像图表现（图4-13）。阔韧带内肌瘤超声显示为子宫一侧实质性肿物，多为圆形或类圆形，阔韧带内肌瘤需注意与卵巢实性肿瘤相鉴别。

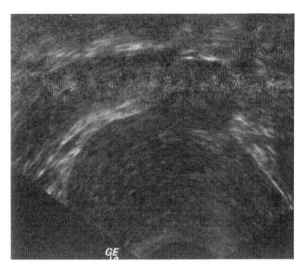

子宫后壁低回声结节，边界清晰

图 4 – 13　浆膜下子宫肌瘤声像图

（3）黏膜下肌瘤：随肌瘤的大小不同子宫可增大或正常大小。当肌瘤部分突入黏膜下时具有肌壁间子宫肌瘤的回声特征，同时子宫内膜受子宫肌瘤推挤向宫腔对侧移位与变形。当肌瘤完全突入至子宫腔内时，声像图表现为子宫腔内实性结节，常为圆形，其凸入宫腔内部分表面覆盖子宫内膜，肌瘤蒂部子宫内膜回声中断，表面覆被以子宫内膜（图 4 – 14）。

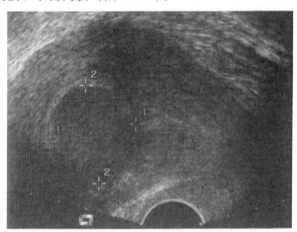

子宫腔内圆形低回声

图 4 – 14　黏膜下子宫肌瘤声像图

（4）宫颈肌瘤：子宫颈唇部实性结节，边界清晰，多为圆形或类圆形，以低回声者为多。有时体积可较大，向后壁生长可达宫体上方。向前壁生长与子宫前壁峡部肌瘤不易鉴别。蒂较长的黏膜下肌瘤可脱垂至宫颈管或阴道内似宫颈肌瘤。

（5）脉管内平滑肌瘤：无特征性表现。与一般的子宫肌瘤相似。表现为肌壁间中低回声区或低回声区，常合并子宫平滑肌瘤或腺肌病，术前常被诊断为子宫肌瘤。但当在子宫肌壁间发现低回声区并向子宫外盆腔内扩展时，应考虑该病的可能。

（6）肌瘤并发变性：肌瘤并发变性坏死时，结节内可出现圆形或不规则形低回声或无回声。肌瘤红色变性声像图表现与肌瘤液化相似，但怀孕的病史可资鉴别。肌瘤内伴钙化可显示为团状或弧形强回声，后方伴声影，怀孕常可使子宫肌瘤发生钙化，有时钙化可于肌瘤周边形成环形强回声，似胎头回声。肌瘤局限性脂肪变性亦表现为强回声，但后方无声影。肌瘤肉瘤样变时表现为短期内肌瘤生长迅速，回声较前减低或不均匀，CDFI 显示肌瘤内血液供应较前丰富。

2. 彩色血流显像表现。彩色多普勒检查可显示肌瘤内的血液供应状态。肌瘤常表现为富血管性。典型的子宫肌瘤血管呈环绕周围或半环状包绕肌瘤，多为高速中等阻力血流频谱，阻力指数（RI）多在 0.6 ± 0.1，有时在较大的肌瘤内及周边可探及 RI < 0.4 的低阻力血流频谱。不同月经周期子宫肌瘤内血液供应有变化，月经前期及月经期子宫肌瘤内血流信号较增殖早期丰富，血流阻力较增殖早期偏低。子宫黏膜下肌瘤的彩色多普勒检查有时可在肌瘤基底部探及来自子宫肌层的血管。

3. 三维超声成像。对黏膜下肌瘤和浆膜下肌瘤可显示肌瘤与子宫腔的关系，有助于定位诊断。

4. 静脉超声造影。造影剂由肌瘤周边向内部逐渐增强，在增强早期可见肌瘤与周围组织边界清晰。借此可与子宫腺肌病相鉴别。

（五）超声鉴别诊断

具有典型声像图表现的子宫肌瘤超声诊断无困难。不典型者须与以下病变相鉴别。

1. 子宫腺肌病。当子宫肌瘤较大，其内并发变性可见有小的无回声区。子宫呈对称性或不对称性增大，当子宫呈不对称性增大时，增厚的子宫肌壁可挤压内膜使其结构显示不清，但肌层回声弥漫性不均匀，无子宫肌瘤的被膜可资鉴别。彩色多普勒血流显像肌瘤常为周边环状血流，而子宫腺肌病的血流分布无规律，常在子宫肌层中央探及分布较紊乱的血流信号。当子宫腺肌病合并腺肌瘤时与子宫肌瘤不易鉴别。

2. 阔韧带肌瘤。须与卵巢实性肿瘤相鉴别，尤其当蒂较细长时。仔细扫查可发现阔韧带肌瘤与子宫间的关系，同时常可探及同侧卵巢。CDFI 在肌瘤蒂部探及血管蒂附着于子宫时，可断定肿物为阔韧带肌瘤。卵巢肿瘤回声常不均匀。当鉴别诊断困难时，经静脉声学造影可显示肌瘤与子宫的关系，有助于鉴别诊断。

3. 盆腔炎性包块。当慢性炎性包块与子宫粘连时可误诊为子宫肌瘤。炎性包块多位于盆腔后部，形态常不规则，内部回声不均匀，有时可呈囊实性，无被膜回声，包块与周围组织粘连严重。多切面扫查见子宫轮廓正常。

4. 子宫内膜病变。较大的子宫内膜息肉、过期流产残留胎盘的机化、局灶性子宫内膜癌等可与子宫黏膜下肌瘤相混淆。黏膜下肌瘤常呈圆形或椭圆形，表面光滑，彩色多普勒血流显像常显示周边血流信号，但在月经前期黏膜下肌瘤瘤体内可有较丰富血流信号，应注意鉴别诊断。内膜息肉常呈长圆形，回声较肌瘤高，内部常有小的无回声区。过期流产的残留胎盘呈高回声，病史可资鉴别。内膜癌常发生于绝经后，病灶形态多不规则或扁平斑块状，表面不光滑，呈菜花或锯齿状，基底多较宽，侵及子宫肌层时，内膜与肌层分界不平滑。CDFI 显示血流分布不均匀，频谱呈低阻力型。

5. 子宫畸形。双角子宫及残角子宫可误为子宫肌瘤。鉴别诊断见子宫畸形部分。

（六）超声检查的临床意义

超声对子宫肌瘤诊断符合率高，国内外报道均 >90%。二维灰阶超声检查能清楚显示子宫各切面的形态与结构，显示出肌瘤的部位、大小、数目及有无继发性改变，肌瘤与子宫内膜或浆膜的关系，为临床选择治疗方案提供详细信息。如超声检查结果可帮助临床医生选择经阴道还是经腹子宫切除或经阴道子宫肌瘤剔除、经宫腔镜黏膜下肌瘤切除或经腹腔镜子宫肌瘤剔除。此外，二维超声和彩色多普勒血流显像动态观察可较早提示子宫肌瘤是否有恶变倾向，有助于临床决定是否需手术治疗及选择手术方式。

二、子宫肉瘤

（一）病因及流行病学

病因不清。子宫肉瘤较少见，据报道占子宫恶性肿瘤的 1.5% ~ 3.0%，多发生于绝经期前后的妇女，但现在也有年轻未婚女性患子宫肉瘤的报道。

（二）病理

原发性子宫肉瘤来源于子宫平滑肌组织或子宫肌层内的结缔组织。组织学类型包括内膜样间质肉瘤、恶性中胚叶混合瘤、子宫平滑肌肉瘤及子宫上皮样平滑肌肉瘤。子宫肉瘤恶性程度高，较早易发生血行转移。

（三）声像图表现

二维灰阶声像图：无明显特征性表现。可表现为子宫增大，形态不规则；肿瘤内回声紊乱，可有不规则的无回声区。正常子宫内膜结构回声消失，宫腔内出现稍低回声结构，与周围肌层分界不清（图4-15）。

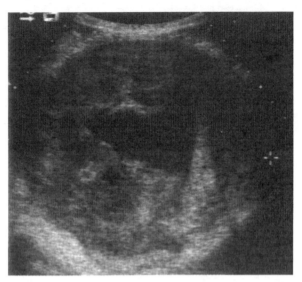

显示子宫内等回声病灶，内回声不均，有多处无回声

图4-15　子宫肉瘤声像图

彩色多普勒血流显像表现：子宫肉瘤内常见有较丰富的、分布无规律的低阻力动脉血流信号。

三、子宫腺肌瘤

（一）病因及流行病学

子宫腺肌病是由有功能的子宫内膜腺体细胞及间质细胞异位至子宫肌层内而引起的一种良性病变。病变可为弥漫性，也可为局灶性，好发于子宫后壁。当病灶形成局灶性圆形结节时，称为子宫腺肌瘤。此病多见于30~50岁经产妇女，约50%患者合并子宫肌瘤。临床症状有子宫增大、盆腔疼痛、痛经及月经过多。

（二）声像图表现

二维灰阶声像图：子宫弥漫性增大或呈球形增大，轮廓清晰，肌层回声弥漫性不均匀，呈放射状，肌壁间可有不均匀的低回声区或大小不等的无回声区。子宫内膜与肌层界限常不清晰。也可表现为子宫肌层不对称性增厚，前壁或后壁肌层增厚，病变区域较正常子宫肌层回声稍低，或成放射状回声衰减（图4-16）。子宫腺肌瘤表现为边缘欠规则的圆形低回声，无包膜，子宫可呈局限性隆起或非对称性增大。子宫腺肌瘤可引起子宫肌层囊肿，超声显示为肌层环形、有明确边界的无回声区。当子宫腺肌病合并子宫肌瘤时与子宫腺肌瘤难于鉴别。

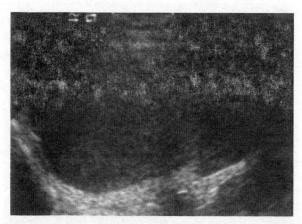

子宫不对称性增大，后壁明显增厚，回声减低，有小无回声区

图4-16 子宫腺肌病二维灰阶声像图

彩色多普勒超声：显示血流分布紊乱，动脉血流阻力指数中等，无肿块周围环状血流环绕现象，此点与子宫肌瘤结节的血流分布不同。

经静脉声学造影：注射造影剂后子宫肌层呈弥漫性增强无明确边界。

（三）超声鉴别诊断

子宫肌瘤：超声检查可从子宫均匀性增大，或前后壁不对称，有小的无回声区做出鉴别诊断。子宫肥大症：超声显示为子宫各径线明显增大，但形态无明显改变，前后壁肌层均增厚，厚度>2.5cm，但回声均匀。子宫内膜显示清晰，无明显变化。彩色多普勒超声检查常无异常发现。

（四）超声检查的临床意义

超声检查能够显示与子宫腺肌病病理改变相应的子宫声像图。对有典型图像特征者，能做出诊断，对决定治疗方案有帮助。但对子宫腺肌瘤和子宫肌瘤鉴别诊断有困难。经静脉声学造影对诊断有帮助。

第四节 子宫内膜病变

一、子宫内膜增生

（一）病因及流行病学

子宫内膜增生症是内膜腺体和间质的异常增殖，同正常增殖期的内膜相比，子宫内膜增生症伴有腺体和间质的比例失调。子宫内膜增生症可由于单纯雌激素替代治疗、持续的无排卵、多囊卵巢及一些能够生成雌激素的卵巢肿瘤，如颗粒细胞瘤等引起。好发于育龄期妇女。

（二）病理

镜下可分为伴有不典型细胞的增生和不伴有不典型细胞的增生，两种类型又可依据腺体量分别分为单纯增生和复杂增生。单纯增生腺体呈囊性扩张，有丰富的细胞间质包绕。复杂增生腺体拥挤，间质少。伴有不典型细胞的增生中，有25%的概率发展成内膜癌。不伴有不典型细胞的增生中发生内膜癌的概率约2%。

（三）声像图表现

二维灰阶声像图：典型的子宫内膜增生表现为子宫大小、形态正常或宫体稍大，肌层回声正常，内膜均匀性增厚，回声增强，常呈椭圆形，与肌层边界清晰，也可呈局部或非对称性增厚，囊腺性增生内可见无回声区（图4-17）。多数学者认为内膜厚度>10mm（包括前后壁内膜）才可诊断子宫内膜增生，但目前尚无统一的超声诊断标准，如内膜明显增厚 >15mm 诊断不困难。

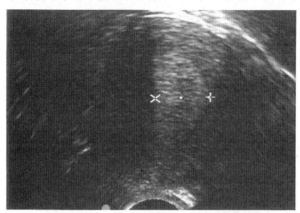

内膜明显增厚，呈椭圆形，与肌层分界清晰

图 4 – 17　子宫内膜增生二维灰阶声像图

彩色多普勒血流显像：无特征性表现。采用彩色血流敏感性较高的仪器可于内膜内探及点状血流信号。

二、子宫内膜癌

（一）病因及流行病学

子宫内膜癌的病因不十分清楚。可能的发病机制有无黄体酮拮抗的雌激素的长期刺激造成子宫内膜的增生性改变，导致癌变。也有老年人绝经后雌激素水平不高而发生子宫内膜癌。子宫内膜癌可能的高危因素有：无排卵，不育，肥胖，晚绝经，多囊卵巢综合征，卵巢肿瘤，如能产生雌激素的颗粒细胞瘤和卵泡膜细胞瘤，外源性雌激素等。子宫内膜癌又称子宫体癌，是女性生殖道常见的恶性肿瘤，占女性生殖道恶性肿瘤的 20% ~ 30%。好发于老年妇女，绝经后妇女发患者数占总发患者数的 70% ~ 75%，围绝经期妇女占 15% ~ 20%，<40 岁占 5% ~ 10%。临床表现主要为不规则或绝经后阴道出血；异常的阴道排液，排出液常为血性或浆液性，恶臭；肿瘤晚期可出现下腹痛。

（二）病理

子宫内膜癌是原发于子宫内膜的上皮性恶性肿瘤，其中多数是起源于内膜腺体的腺癌。依据大体病理表现分为三型：①弥漫型：癌组织遍及子宫内膜大部分或整个子宫内膜，使内膜明显增厚、可有不规则的局部突起，癌组织可向肌层浸润。②局限型：病变累及部分子宫内膜，可伴有肌层浸润，子宫体可轻度增大。③息肉型：癌肿呈息肉状凸向子宫腔，癌组织侵及的范围较小。

（三）声像图表现

二维灰阶声像图：癌症早期癌组织局限于子宫内膜内时，子宫形态及大小可正常或体积稍增大，内膜增厚不明显，肌层回声均匀，与内膜分界清晰。子宫内膜原位癌因局部内膜增厚不明显超声诊断很困难。

肿瘤中晚期，子宫增大，内膜不规则增厚，内部回声不均匀。依据癌组织有无肌层浸润及浸润的程度，内膜与肌层间界限可清晰或不清晰，无肌层浸润时，肌层回声无明显改变。病灶侵蚀肌层后，肌层回声不均。如宫旁有病灶侵蚀，在子宫旁探及偏低回声肿块，形态不规则，与肌层分界不清，内部回声不均。当癌肿缺血坏死时，病灶内部出现不规则低回声区（图 4 – 18A）。局限型时，宫腔内病灶呈稍高回声或低回声，与肌层分界不清。据研究，绝经后妇女，内膜厚度 <5mm 者内膜癌的可能性小，随着内膜增厚的程度增加，内膜癌的危险性增大。

肌层浸润深度的测量是从子宫内膜与肌层间的界线到肿瘤侵蚀肌层深度的边缘，浸润深度分为未浸润，浸润 <50%，浸润 >50%。癌组织未侵及肌层，内膜与肌层间分界清晰，低回声晕连续、光滑；癌组织已突破内膜与肌层间的界限，但限于子宫肌层厚度的内 1/2 时为浸润 <50% ，超过子宫肌层厚度的 1/2 时为浸润 >50% 。

彩色血流显像：大部分内膜癌肿瘤内部或周边可见彩色血流信号，呈中到低阻力，部分病灶区血管扩张、分布紊乱（图 4 -18B）。

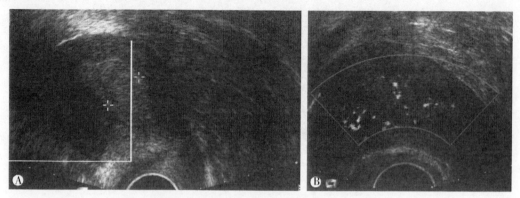

A. 子宫内膜癌二维灰阶声像图，内膜增厚，形态不规则，回声不均匀；B. 子宫内膜癌彩色血流显像，显示内膜癌组织内丰富的分布不规律的血流信号，肌层受浸润部位血流丰富

图 4 -18　子宫内膜癌二维灰阶声像图与彩色血流显像

子宫颈的累及是根据子宫颈管增宽，内有回声不均的团块来确定。

三、子宫内膜息肉

（一）病因及流行病学

病因不清楚。子宫内膜息肉是妇科较为常见的良性病变，发病率较高，据国内资料统计约为 5.7% 。可发生于任何年龄，好发于 50 ~ 60 岁。临床症状主要为子宫不规则出血或月经过多，在生育期妇女可造成不孕，也有些患者无任何临床症状。

（二）病理

组织学上子宫内膜息肉是由过度增生的内膜组织表面覆盖以上皮组织构成，内部有不等量的内膜腺体、间质与血管。可有蒂，也可基底较宽，约 20% 为多发，少见有恶变。有的息肉蒂很长，息肉脱出至宫颈口。

（三）声像图表现

二维灰阶声像图：子宫增大不明显或略大，宫腔线消失或变形，宫腔内见中到高回声结构，可为单个或多个，大小差别很大，小者数毫米，大者数厘米，常呈舌形、带形或椭圆形（图 4 -19A），基底部子宫内膜连续，是与黏膜下子宫肌瘤的重要鉴别点。结节边界清晰，亦可位于颈管内或宫颈外口。当息肉较大时常见宫腔内团状中等回声，其内常可见点状无回声区，系由腺体扩张所致，内膜线显示不清，这种病例与子宫内膜癌不易鉴别。如无合并子宫肌瘤等病变，子宫肌层厚度和回声无异常发现。

彩色血流显像：在较大的息肉蒂部可探及滋养血管（图 4 -19B），呈中等高阻力的动脉血流或低速的静脉血流信号。

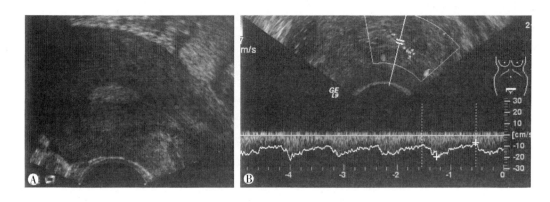

A. 二维灰阶声像图，宫腔内团状中等回声，内有大小不等的无回声区，内膜与肌层分界清晰；B. 子宫内膜息肉彩色血流显像，息肉蒂部条状血流信号深入至息肉内，脉冲多普勒呈中等阻力频谱

图 4 - 19　子宫内膜息肉声像图

子宫腔超声造影：对于较小的子宫内膜息肉，子宫腔声学造影对明确诊断很有帮助。无回声的生理盐水可在病灶周围形成一界面，使病灶被清晰显示。

四、子宫内膜萎缩

（一）病因及流行病学

绝经后随着卵巢功能衰退，雌激素水平降低，卵巢激素的靶器官子宫内膜逐渐萎缩。内膜厚度 < 5mm。子宫内膜萎缩是绝经后子宫出血最常见的原因。

（二）病理

内膜腺体扩张，细胞呈多角形或脂肪变，细胞间质纤维化。

（三）声像图表现

二维灰阶声像图：依雌激素低落的程度不同，子宫内膜的厚度有所差别，内膜厚度可以明显变薄，为线状高回声，双层厚度 <5mm，甚至内膜线显示不清。部分病例可有局部内膜钙化，形成的强回声后方伴声影。宫腔内常伴有积血或积液形成的无回声。

五、子宫内膜炎

子宫内膜炎常发生于刮宫后或与盆腔炎症同时存在。

声像图表现：子宫可增大，外形正常，内膜明显增厚、不规则，回声不均匀，宫腔内可有液性回声或气体的高回声。

六、宫腔粘连

宫腔粘连常发生于创伤后或术后，是不孕和习惯性流产的常见原因。常规超声诊断困难。子宫腔声学造影对明确诊断很有帮助。造影时见宫腔内有桥状粘连带或薄薄的膜，较宽的粘连可妨碍宫腔扩张。

七、宫腔内积液、积脓和积血

（一）病因及流行病学

宫腔内积液、积脓和积血可由宫颈粘连、先天性生殖道畸形、宫颈肿瘤、炎症等原因引起。

（二）声像图表现

二维灰阶超声：均表现为宫腔内无回声区或低回声。积脓和积血无回声区内可见散在点状中等回声（图4－20）。经阴道超声在无症状妇女宫腔内发现少量积液属正常表现。

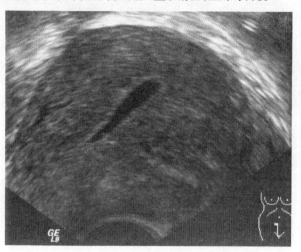

宫腔分离，内呈无回声区

图4－20　宫腔内积液二维灰阶声像图

八、子宫内膜病变的超声鉴别诊断

超声发现的子宫内膜增厚可见于子宫内膜增生症、分泌晚期子宫内膜、育龄期妇女长期无排卵所致的子宫内膜增生过长、异位妊娠引起的子宫内膜分泌反应、子宫内膜息肉及子宫内膜癌。典型的内膜增生声像图上表现为内膜均匀性增厚，与肌层分界清楚，内膜内小的无回声区提示为囊腺型内膜增生。

当内膜增厚且回声欠均匀但临床无症状时，需注意与内膜息肉相鉴别。有些正常月经周期妇女，分泌晚期内膜厚度可达12mm。当子宫内膜过度分泌时，由于内膜不同区域分泌状况不同步，可造成局部内膜的增厚、突起，形成与子宫内膜息肉相似的声像图表现，当经过月经期，子宫内膜脱落后，上述表现即消失。病理学上将此类由成熟子宫内膜构成的息肉样病变称之为功能性息肉。这类息肉具有周期性改变（增生期、分泌期及蜕膜反应），可随月经脱落，在分泌晚期行超声检查时，与非功能性息肉不易鉴别。临床病史及月经情况有助于鉴别诊断。如被检查者的周期为分泌期，平素经期及经量正常，应嘱其月经过后复查超声，以减少误诊概率。较大的子宫内膜息肉需与黏膜下肌瘤相鉴别。内膜息肉基底部内膜连续，黏膜下肌瘤基底部内膜连续中断，肿物表面覆盖以子宫内膜。

子宫内膜癌须与子宫内膜增生、子宫内膜息肉、黏膜下肌瘤及子宫内膜炎相鉴别。内膜癌80%发生于绝经后。绝经后妇女未用雌激素替代治疗的情况下，内膜厚度通常<5mm。在这组人群中，子宫出血常是由于子宫内膜萎缩所致。在绝经后妇女内膜增厚、表面不光滑，并有子宫出血或阴道排液等临床表现时，要考虑内膜癌的可能性。发生在育龄期或围绝经期妇女的内膜癌，超声鉴别诊断困难。经阴道超声可以较准确地测量内膜厚度及观察内膜形态，对鉴别诊断有帮助。内膜息肉表面多光滑，基底部内膜线清晰，内膜与肌层界限清楚；子宫内膜增生内膜均匀性增厚，子宫内膜癌时内膜常显示非均质性增厚，其内呈现不规则息肉状团块，局部回声减低或增强。

彩色多普勒超声检查内膜内血流供应状态对鉴别病变的良恶性有帮助。正常分泌期子宫内膜内和内膜增生者的内膜内可探及点状低速、中等阻力血流信号，子宫内膜癌病灶内有较丰富的低阻力血流信号，是其特征。但由于子宫内膜癌缺乏特征性声像图表现，最终诊断需依赖诊断性刮宫。

九、超声检查的临床意义

子宫内膜病变的早期诊断主要依靠诊断性刮宫或宫腔镜组织学活检。但超声作为无创性的检查手段对病例的初步诊断具有重要意义。经阴道超声能清晰显示内膜的结构及回声，可较准确地测量内膜的厚度并检出很小的病变，对有无病变和病变的性质给予较准确的提示，如提示有无进一步刮宫检查的必要。三维超声成像能够立体显示内膜形态，对内膜病变和宫腔内病变的鉴别诊断有意义。超声还可对内膜癌的肌层浸润程度和病变范围做出判断，对临床手术前选择手术方式和治疗方案有指导意义。而刮宫只能对子宫内膜癌明确诊断，不能提示癌组织所累及的范围和深度。

第五节　子宫颈病变

子宫颈位于膀胱后方，盆腔底部，经腹壁超声检查常得不到满意图像，经阴道途径扫查可得到满意图像。

一、子宫颈囊肿

（一）病因及流行病学

子宫颈囊肿（纳氏囊肿，Naooth Cyst）常同慢性宫颈炎有关，是常规超声检查最易见到的囊肿。囊肿大小差异较大，可从数毫米至数厘米。可单发，也可多发。较小的囊肿无特殊临床意义，多发较大的囊肿可致子宫颈增大。

（二）声像图表现

二维灰阶声像图：子宫前唇或后唇内圆形或类圆形的无回声区，无明显的壁，后方回声增强。囊肿并发出血或感染时，囊内无回声区内可出现细密点状中等回声（图4-21）。当囊肿并发感染造成宫颈粘连或囊肿较大压迫宫颈管造成狭窄时，宫腔内可出现少量积液。

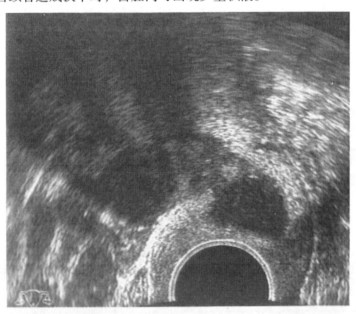

子宫颈多发囊肿，囊肿边界清，壁薄，内部透声好

图4-21　子宫颈囊肿二维灰阶声像图

彩色血流显像：病灶内无血流信号。

静脉超声造影：当囊肿并发感染或出血时，囊内有回声，不易与实性肿物相鉴别时，超声造影病灶内无增强可证实其为囊性。

（三）超声检查的临床意义

可显示囊肿的大小、数目、有无并发症如出血等。当囊肿过大出现临床症状时，可在超声引导下穿刺抽吸治疗。

二、子宫颈息肉

（一）病因及流行病学

子宫颈息肉是由于子宫颈长期受到刺激造成宫颈内膜组织增生性改变所致。多见于 40 ~ 60 岁经产妇女，多无症状，也可有白带增多或点滴状阴道出血。子宫颈息肉是宫颈点状出血最常见的原因。

（二）病理

多为单发，呈扁圆或长圆形，粉红色，表面光滑，质地柔软，有蒂与宫颈管或峡部黏膜相连，故活动度较大。

（三）声像图表现

二维灰阶声像图：子宫颈管内中等回声结构，常呈椭圆形。由于息肉回声与子宫颈管内膜回声相似，较小的子宫颈息肉超声诊断困难。

彩色血流显像：对诊断宫颈管内息肉帮助不大。

超声生理盐水造影：子宫腔声学造影时将导管置于宫颈管外口稍上方，使宫颈管内有少量液体可使息肉显示清晰。

（四）超声检查的临床意义

当宫颈息肉绝大部分脱出至宫颈外口时，直视下即可确诊，无须超声诊断。当息肉较小或蒂较短，息肉位于子宫颈管内时或息肉过大须与宫颈黏膜下肌瘤相鉴别时，超声检查对临床有帮助。超声可判断息肉大小、位置，其内血液供应状况，根据回声特点及结节形态可与子宫颈肌瘤相鉴别。

三、子宫颈癌

（一）病因及流行病学

宫颈癌是女性肿瘤中仅次于乳腺癌的第二个最常见的恶性肿瘤。好发于 20 ~ 50 岁妇女。目前较明确的病因有人乳头瘤病毒（HPV）感染，与性生活有关的一些因素等。

（二）病理

子宫颈癌可有鳞癌、腺癌及其他的恶性肿瘤。早期癌阴道镜下子宫颈有粗糙发红或颗粒状区域，表面略隆起，触之易出血。肿瘤生长明显时以外生性生长为主的肿瘤呈乳头状、息肉状或蕈伞状。以内生性为主的肿瘤瘤组织向周围和深部浸润，外突不明显。如坏死明显，肿瘤表面可出现溃疡。

（三）声像图表现

二维灰阶声像图：早期的子宫颈癌超声无明显发现。当肿瘤形成明显结节时，宫颈增大，形态如常或失常，于病变部位见低回声或中、高回声结构，边界常不清晰，形态多不规则。

彩色血流显像：肿块内见丰富的血流信号，常呈高速低阻的动脉血流频谱。

（四）鉴别诊断

晚期宫颈癌须与子宫颈肌瘤、宫颈妊娠及恶性滋养细胞肿瘤相鉴别。宫颈肌瘤形态多规则，血流呈肌瘤周边环状。宫颈妊娠及恶性滋养细胞肿瘤有停经史或妊娠史可资鉴别。

（五）超声检查的临床意义

子宫颈癌临床容易诊断，尤其子宫颈原位癌或病变早期超声检查无阳性发现。其诊断靠宫颈细胞学检查及阴道镜下组织活检。病变发展到晚期子宫颈形态及内部回声发生变化时，超声检查对其浸润程度有诊断价值。

第六节　卵巢疾病

卵巢深藏于盆腔，在生命的不同时期，其大小、形态、结构及内部回声有着相应的变化，妇科触诊仅能了解卵巢的大小及质地；CT 检查有放射线辐射，且其软组织分辨率低，对卵巢疾病的诊断不占优势；MRI 虽然分辨率较 CT 高，但价格昂贵，在卵巢疾病的诊断中不能普及应用；PET - CT 通过观察局部代谢状态发现和诊断疾病，在卵巢疾病的诊断中因不能区分功能性、炎症性还是肿瘤性高代谢，其应用也有限。超声检查方便、经济、分辨率高，可动态观察，是诊断卵巢疾病最依赖的影像检查技术，准确地诊断卵巢疾病还有赖于超声检查者对卵巢疾病的认识和业务水平，只有在充分了解卵巢的各种生理及病理改变、临床表现及超声声像图表现的基础上，才有可能最大限度地发挥超声影像技术的优势。

青春期前卵巢功能处于相对静止阶段，卵巢较小，无周期性的排卵等功能活动，超声检查卵巢内有可能见到小的卵泡，但不会出现优势卵泡及黄体；绝经后，卵巢的功能活动又回归相对静止，卵巢内的卵泡逐渐减少消失，卵巢体积变小；而育龄期卵巢有规律性地排卵，因而有月经周期，在月经周期的不同阶段卵巢的大小、形态、结构随着卵泡的不断发育成熟、排卵及黄体形成等而出现各种各样的变化，熟知各种生理性变化及其相应的超声声像图变化，是鉴别各种病变的起点。本节将对卵巢的各种生理性改变、非肿瘤性病变、良性肿瘤、交界性肿瘤及恶性肿瘤的超声诊断与鉴别进行描述。

一、卵巢的各种生理性改变

（一）卵泡囊肿

1. 临床情况。卵泡发育不成熟或成熟后不排卵，卵泡不出现闭锁或破裂，因卵泡液潴留持续长大就形成卵泡囊肿，患者无临床症状，常在查体或妇科检查时偶然发现，可自行消失，无须临床处理。

2. 超声表现。囊肿一般较小，多不超过 3cm，囊壁菲薄，囊腔内透声性好，CDFI 囊壁上无血流信号，随访观察最终消失（图 4 - 22）。

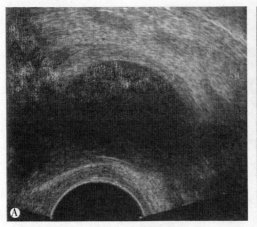
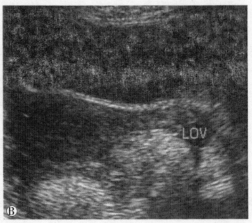
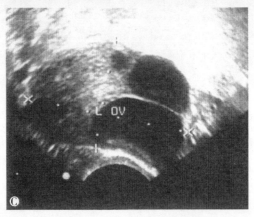

A. 左卵巢卵泡囊肿；B. 24d 后左卵巢（LOV）囊肿完全消失；C. 左卵巢（LOV）薄壁囊肿，透声好，手术病理证实为卵泡囊肿

图 4 – 22　卵泡囊肿声像图

（二）黄体囊肿

1. 临床情况。囊肿出现于卵泡成熟排卵以后，由于黄体的血管化过程中囊腔内出血过多或出血吸收后黄体腔内积液未吸收形成，患者多无临床症状，当黄体分泌功能活跃时可能出现下腹部疼痛、阴道流血或停经，当黄体由于囊腔内出血量大导致囊壁破裂腹内积血时会出现急腹症的表现，加上有停经史，可能被临床误诊为宫外孕。手术后的病理检查大体标本囊内壁附有一层曲折黄色花瓣膜状物，囊腔内为淡黄色或暗红色液体，显微镜下显示囊肿壁由黄素化颗粒细胞和卵泡膜细胞组成。黄体囊肿是会自行消失不需要处理的，由于认识不足每年在我国都有不少患者因原本不需要处理的黄体囊肿而接受了不必要的手术。

2. 超声表现。多种多样，囊肿多不超过 4cm，囊壁较厚，回声可稍增强，囊腔内透声常较差，可表现为网状回声，也可见不规则的絮状回声团，CDFI 囊腔内无血流信号，囊壁上有时可见类小乳头样突起，CDFI 囊壁上可没有明显血流信号，也可见丰富环状血流信号，类乳头样突起的基底部有时可探及血流信号。囊腔内积液或积血量大时，囊肿的体积也会很大；发生囊壁破裂时，囊肿表面及其周围常可见凝血块形成的不规则不均质低回声包块，该包块常表面毛糙、无明显包膜，盆腔常可见游离液体（图 4 – 23）。

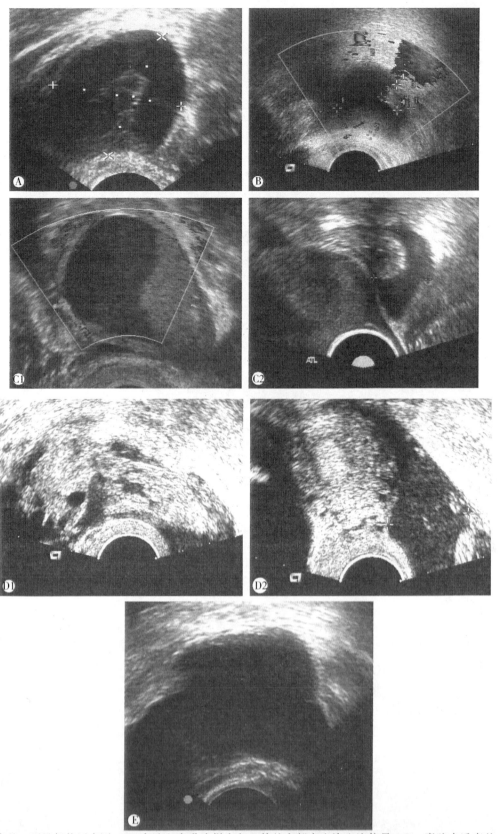

A. 腔内透声差，可见絮状回声团；B. 内壁上有乳头样突起，其基底部有少许血流信号；C1. 囊腔内透声差，有絮状回声团，囊壁上有环状血流信号；C2. 患者盆腔有少量游离液体，透声差，考虑黄体破裂伴少量内出血；D1. 黄体破裂，其表面及旁边见凝血块形成的不均质偏低回声包块；D2. 盆腔可见出血形成的游离液体，透声差；E. 黄体囊肿，壁薄，内有薄壁分隔，透声好

图 4 - 23　黄体囊肿声像图

（三）黄素囊肿

1. 临床情况。常伴发于滋养细胞肿瘤，也可见于正常妊娠。妊娠或发生滋养细胞肿瘤时，体内高水平的绒毛膜促性腺激素刺激卵巢内的卵泡使之过度黄素化，每个卵泡腔内出现大量渗出液，从而使得卵巢明显增大，甚至超过 20～30cm，明显增大的卵巢可发生蒂扭转、出血、坏死、破裂等，有时患者可并发腹水。黄素囊肿如果没有出现明显的临床症状，可以不予处理，随着体内 hCG 水平的降低，囊肿也会逐渐变小；若出现临床症状，则需要进行相应处理。正常妊娠时出现的黄素囊肿由于超声和临床医师缺乏认识，会误诊为卵巢肿瘤，有些患者为此被切除了双侧卵巢，带来终身痛苦和遗憾。

2. 超声表现。双侧卵巢均明显增大，卵巢内见大量圆形或卵圆形小囊腔，内壁光滑，囊腔内透声好。合并卵巢蒂扭转时，卵巢可有压痛，囊腔内有出血时可见点状回声。腹腔可并发有腹水（图4-24）。

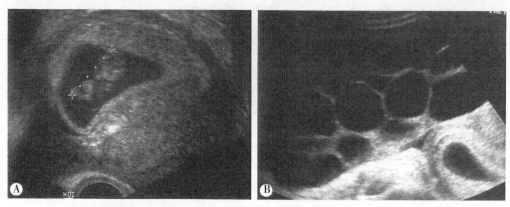

A. 宫内早孕患者，宫腔内见孕囊及胎芽；B. 双卵巢明显增大，内见大量圆形或卵圆形小囊腔，透声好，囊壁光滑

图 4-24 黄素囊肿声像图

（四）出血性卵巢囊肿

1. 临床情况。各种生理性卵巢囊肿并发囊内出血时就成为出血性卵巢囊肿，短时间内大量出血，可有急腹症的症状，出血既可以仅局限于囊腔内，也可以囊内囊外同时存在，当腹内大量出血时，就需要急诊手术，所幸的是绝大部分出血性卵巢囊肿无须手术治疗，严密随访观察期间可见出血逐渐吸收消失，临床症状缓解。

2. 超声表现。检查的时间不同表现千差万别，急性出血期有新鲜凝血块形成时，凝血块呈高回声团，与某些囊性畸胎瘤内的回声相似；随着时间的延长，凝血块的回声逐渐减低呈中低回声实性区域，CDFI 在实性区域内不能显示血流信号；囊腔内没有形成凝血块的积血声像图表现差异也很大，可以是无回声的，也可以显示为密集点状回声，极似常见的子宫内膜异位囊肿；还可以是上部无回声下部沉积的分层表现。出血流出囊腔外，盆腔内可见游离液体，有时可见紧贴卵巢附近的凝血块呈无包膜形态不规则欠均质的实性回声，出血量大时，腹腔其他部位也可见游离液体，液体的透声性一般较差（图4-25）。

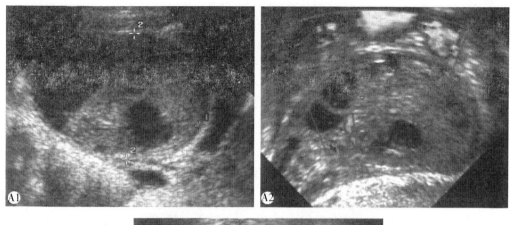

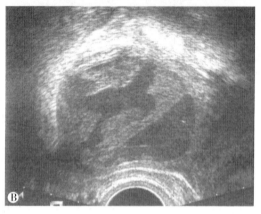

A1. 出血性卵巢囊肿腔内见密集点状回声及絮状回声团；A2. 26d 后复查，囊肿消失；B. 出血性卵巢囊肿，囊腔内见密集点状回声及絮状回声团

图 4 - 25　出血性卵巢囊肿声像图

二、卵巢的非肿瘤性病变

（一）子宫内膜异位囊肿

1. 临床情况。子宫内膜腺体和（或）间质异位到卵巢实质内伴随着月经周期反复出血在卵巢内形成的囊肿就是子宫内膜异位囊肿，囊腔内为陈旧积血，颜色似巧克力，又称为巧克力囊肿，囊肿没有真正的囊壁，只是被挤压的周围卵巢组织及增生的纤维结缔组织，囊肿的大小在月经周期的不同时期可有变化，多数是逐渐增大，患者多有周期性腹痛（痛经），囊肿有时可自发破裂，引起急腹症。

2. 超声表现。典型的子宫内膜异位囊肿囊壁毛糙，囊腔内充满均匀密集的点状回声，不典型的表现也很多，有的囊腔内类似无回声，有的有分隔，有的有分层现象，还有的由于囊腔内有机化的凝血块，内部回声比较杂乱。结合临床，子宫内膜异位囊肿的术前超声确诊率很高，有时会与卵巢囊性畸胎瘤、黏液性囊腺瘤、出血性卵巢囊肿等混淆。当子宫内膜异位囊肿破裂时，患者因急性剧烈腹痛就诊，超声检查可见卵巢内的囊肿张力低，盆腔可见透声性差的游离液体（图 4 - 26）。

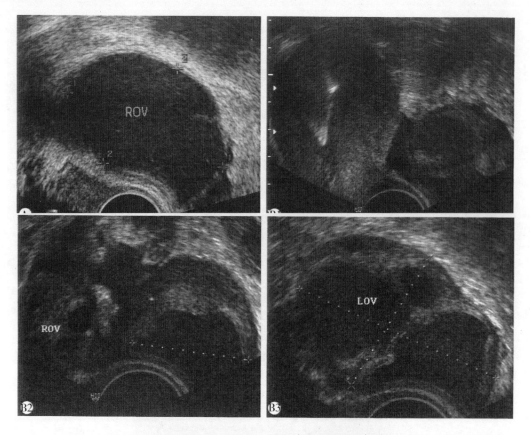

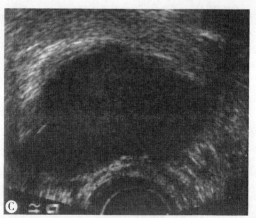

A. 右卵巢（ROV）子宫内膜异位囊肿，壁厚、毛糙，囊内透声差，充满密集点状回声；B1. 盆腔内见游离液体，透声差；B2. 右卵巢（ROV）无异常，左卵巢囊肿张力低，内透声差，充满密集点状回声，盆腔见游离液体，透声差；B3. 左卵巢（LOV）内见多房囊肿，内透声差，充满密集点状回声，其中一个囊腔张力低，手术病理证实为左卵巢多房性子宫内膜异位囊肿，其中一个囊腔破裂；C. 卵巢子宫内膜异位囊肿，囊腔内透声差，并见凝血块形成的絮状回声团

图 4 - 26 子宫内膜异位囊肿声像图

（二）输卵管卵巢脓肿及囊肿

1. 临床情况。严重的妇科感染累及输卵管和卵巢后可形成输卵管卵巢脓肿，患者多有高热、下腹痛，有时能触及盆腔包块，输卵管与卵巢互相粘连，形成脓肿后输卵管腔常与卵巢内的脓腔相通，经过了急性期、亚急性期，进入慢性期后，脓腔内的脓液逐渐演变为清亮的液体就变成了输卵管卵巢囊肿，这是炎症的结局。少数患者急性期的临床表现并不典型，这多与抗生素的应用有关。

2. 超声表现。卵巢常显示不清，附件区可见多房囊性包块，边界常常模糊不清，囊腔内透声差，多为密集点状回声，部分区域呈迂曲管状结构，囊壁厚而毛糙，CDFI 示囊壁及实性区可见较丰富血流信号，病灶局部触痛明显。当转变成输卵管卵巢囊肿后，囊腔内透声性良好，囊壁变薄，与周围组织粘连，部分区域仍可辨认出迂曲的管状结构，卵巢可部分显示或显示不清（图 4 - 27）。

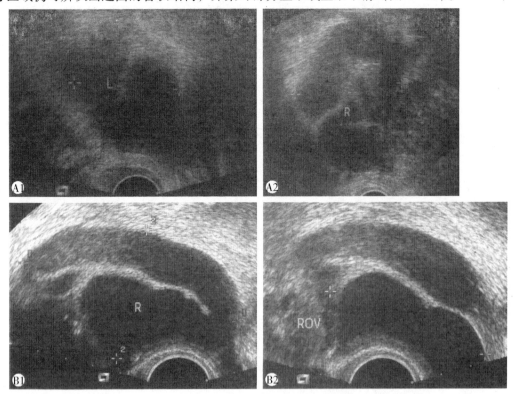

A1. 左输卵管积脓，管腔明显增粗，呈迂曲管状，腔内透声差；A2. 右输卵管积脓，管腔明显增粗，呈迂曲管状，腔内透声差。患者为年轻女性，腹痛、发热住院，手术病理结果证实为双侧输卵管积脓；B1. 右输卵管积水，输卵管明显增粗，迂曲扩张；B2. 右输卵管积水，右卵巢（ROV）显示清晰，未见异常

图 4 - 27　输卵管脓肿声像图

（三）卵巢冠囊肿

1. 临床情况。卵巢冠囊肿是位于输卵管系膜或阔韧带与卵巢门之间的囊肿，多发生在育龄妇女，小者仅约 1cm，大者可接近 20cm，多数直径 5 ~ 10cm，大多无症状，大多为单纯浆液性囊肿，少数为浆液性囊腺瘤，个别有交界性或恶性改变，有报道卵巢冠囊肿占附件囊肿的 20.9%，卵巢冠囊肿可起源于间皮、副中肾管及中肾管残留。较大的卵巢冠囊肿（直径 6 ~ 12cm 多见）可能发生蒂扭转，引起急性腹痛，右侧卵巢冠囊肿蒂扭转可能会被误认为是急性阑尾炎。

2. 超声表现。双侧卵巢均显示正常，卵巢旁附件区可见圆形或卵圆形囊性包块，边界清楚，壁薄光滑，囊内透声好，CDFI 示囊壁上一般无血流信号。若囊壁上有多发乳头样突起，就有可能是浆液性囊腺瘤，局部交界性不能除外；若囊壁上的实性突起体积较大，CDFI 内可见较丰富的血流信号，则不能排除恶性病变。发生蒂扭转时，囊肿一般都有触痛，盆腔内可能出现少量积液（图 4 - 28）。

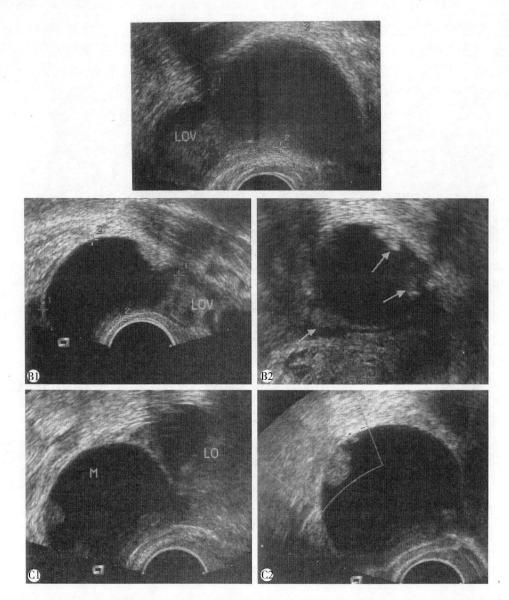

A. 左卵巢（LOV）冠囊肿位于左卵巢旁，壁薄、光滑，内透声好；B1. 左卵巢旁囊肿，内含实性突起；B2. 左卵巢旁囊肿，囊壁上有多个实性突起分别向囊内外生长，手术病理结果为左卵巢冠囊腺纤维瘤；C1. 左卵巢（LO）旁囊肿（M），囊内壁可见乳头样实性突起；C2. 囊内壁上的实性突起为多发，大小不等，CDFI 示突起内未见明显血流信号，手术病理结果为左输卵管系膜囊性浆液性交界型乳头状囊腺瘤局部癌变及间质浸润

图 4 - 28　卵巢冠囊肿声像图

三、卵巢的良性肿瘤

（一）囊性畸胎瘤

1. 临床情况。卵巢囊性畸胎瘤是最常见的卵巢肿瘤，有报道囊性畸胎瘤占卵巢良性肿瘤的38.24%，其中80.97%的患者年龄位于 20～40 岁，单侧约占 88.66%。肿瘤的病理组织成分最常见的是脂肪、毛发，最常见的并发症是肿瘤蒂扭转；发生于青少年的巨大囊性畸胎瘤有时可能内含原始神经管等组织，为未成熟畸胎瘤；囊性畸胎瘤的患者年龄较大且囊肿体积较大的有发生恶变的可能，最常见的癌变为鳞状细胞癌。囊性畸胎瘤还可能与其他卵巢肿瘤及瘤样病变合并存在，如囊腺瘤、子宫内膜异位囊肿等。囊性畸胎瘤剔除手术后有可能复发，个别患者甚至可以多次复发。

2. 超声表现。由于肿瘤独特的组成成分，囊性畸胎瘤常有特异性的声像图表现，囊腔内散在的毛发常呈线样强回声，毛发缠绕在一起形成团块时呈表面毛糙的弧形强回声带后伴声影；液态脂肪比重轻常浮在囊内液体的上方，呈脂-液分层征；脂肪、毛发、骨组织及其他各种组织混杂存在时表现为囊腔内回声高低不均、杂乱。特异的声像图表现使得囊性畸胎瘤术前超声诊断符合率基本都在 90% 以上，超声误诊的囊性畸胎瘤常常都是声像图表现特异性不够的病例，如囊内均为液态脂肪，可能被误诊为单纯囊肿、子宫内膜异位囊肿等；当囊腔内回声杂乱时，与肠管的结构回声极为相似，经验不足的超声医生可能会漏诊。若囊性畸胎瘤体积巨大，应特别仔细观察囊腔内是否有实性区域，明显的实性团块常提示有癌变（图 4-29）。

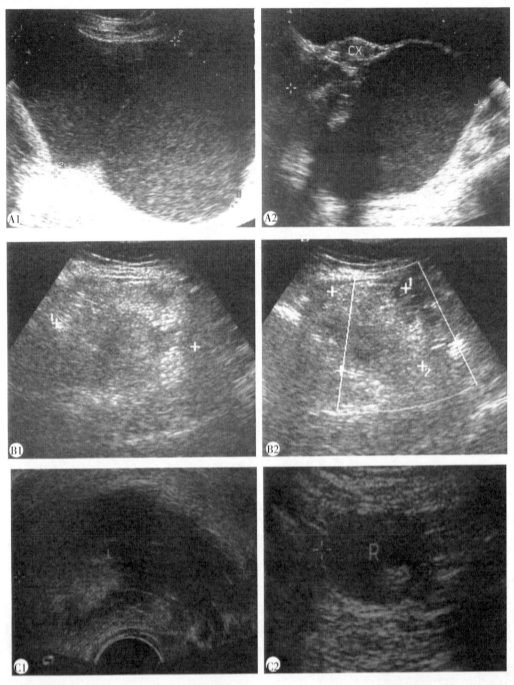

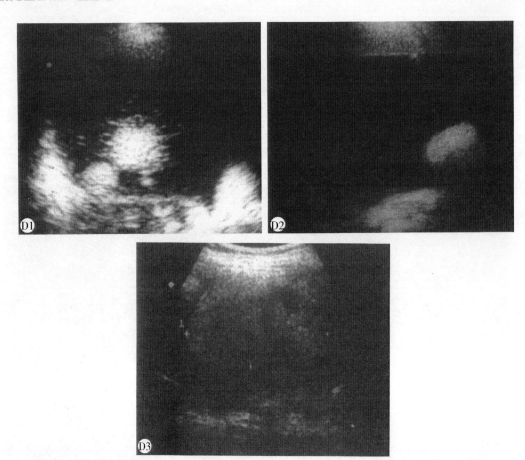

A1. 卵巢囊性畸胎瘤第一次超声检查误诊为子宫内膜异位囊肿；A2. 再次复查多切面扫查发现囊腔内除了密集点状回声及分隔，还可见不规则强回声团，提示为卵巢囊性畸胎瘤，手术病理证实。CX：宫颈；B1. 左附件区包块，内回声强而不均；B2. CDFI 示包块内未探及血流信号，手术病理证实为左卵巢囊性成熟性畸胎瘤；C1. 双卵巢囊性畸胎瘤之左卵巢（L）包块，内见线样强回声及不规则强回声团；C2. 双卵巢囊性畸胎瘤之右卵巢（R）囊肿，体积小，内见强回声团；D1. 巨大卵巢囊性畸胎瘤，囊内见发球形成的强回声团；D2. 囊腔内还可见脂液分层征、发丝及面团征；D3. 最重要的是囊腔内发现有不规则实性包块，手术病理证实此处为囊性畸胎瘤癌变（鳞状细胞癌）

图 4 - 29　囊性畸胎瘤声像图

（二）浆液性囊腺瘤

1. 临床情况。卵巢浆液性囊腺瘤是较常见的卵巢良性肿瘤，约占卵巢肿瘤的 25.0%，大部分为单侧，少数为双侧；约 80% 为单纯囊性包块，少部分囊壁上有乳头样突起，既可突向囊内，也可突向囊壁外面，80% 以上为单房囊肿，少数为多房囊肿，也就是说囊腔内有分隔；囊壁上有时可有沙粒样钙化。囊肿体积以 5~10cm 较多见，随着保健水平的提高，查体发现的体积较小的囊腺瘤会越来越多，体积巨大的囊腺瘤所占的比例会有所减少。囊腺瘤也会发生蒂扭转，但不如畸胎瘤蒂扭转常见。

2. 超声表现。附件区圆形或卵圆形囊性包块，囊壁薄、光滑，大多数囊肿为单房性，少数囊内有薄壁分隔，囊腔内透声性良好，少数囊内可有较稀疏的点状回声，CDFI 示囊壁及分隔上少有血流信号；乳头状囊腺瘤囊壁增厚，可见乳头样突起；当囊壁上有沙粒样钙化时可见强回声斑（图 4 - 30）。

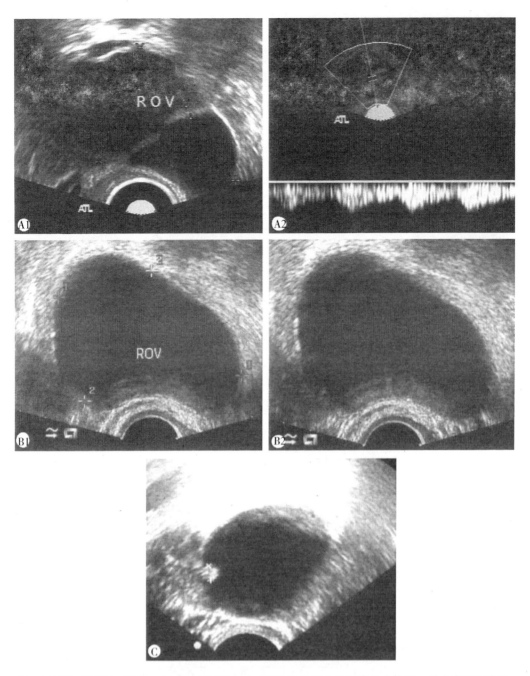

A1. 右卵巢（ROV）囊肿，内见薄壁分隔；A2. CDFI 示分隔上见少许血流信号，手术病理证实为
浆液性囊腺瘤；B1. 右卵巢（ROV）浆液性囊腺瘤，壁薄，囊内透声好；B2. 囊壁上可见颗粒状
强回声（沙粒样钙化）；C. 卵巢浆液性乳头状囊腺瘤，囊内壁见乳头状突起

图 4 - 30　浆液性囊腺瘤声像图

（三）黏液性囊腺瘤

1. 临床情况。黏液性囊腺瘤近年来似乎较浆液性囊腺瘤常见，其体积多远远大于后者，且多为单侧发生；黏液性囊腺瘤的囊壁通常较厚，囊腔内大多有较多纤细分隔，由于黏液上皮的分泌，囊腔内充满黏液；体积最大的妇科囊性肿瘤就是这种病理类型。黏液性囊腺瘤有可能发生破裂，一旦黏液漏入盆腹腔，黏液上皮就有可能种植于腹膜表面，形成腹膜假黏液瘤。

2. 超声表现。附件区厚壁囊性包块，体积巨大时可充满盆腹腔，囊腔内透声差，多有多条纤细分隔，呈此典型表现的黏液性囊腺瘤术前超声的诊断准确率达90%以上。囊壁破裂时，盆腔可见游离液体，透声差。黏液性囊腺瘤较小时，囊腔内可能没有分隔，囊内液透声差呈密集点状回声，囊壁上有时可见沙粒体的强回声钙化斑；此类表现的黏液性囊腺瘤有可能被误诊为巧克力囊肿（图4-31）。

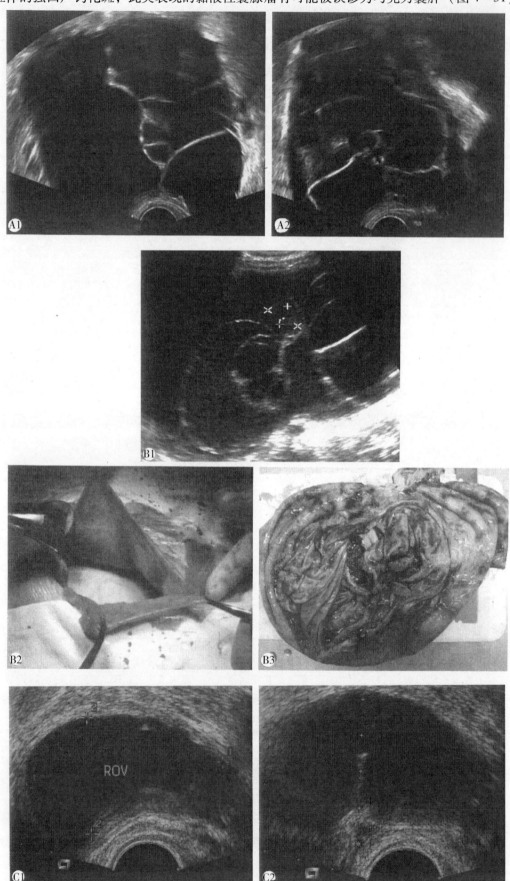

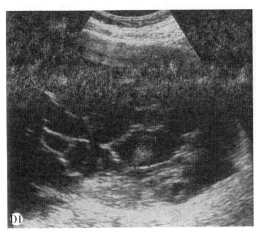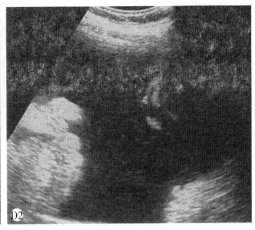

A1. 卵巢多房囊性包块，分隔较薄，囊内透声欠佳；A2. CDFI 示分隔上可见少许血流信号，手术病理结果为左卵巢多房黏液性囊腺瘤；B1. 左卵巢多房囊性包块，壁厚，囊内有多条纤细分隔，囊液透声差；B2. 术中见囊肿壁厚、表面光滑；B3. 术后肿物标本，可见囊壁很厚、囊内分隔纤细，病理诊断为黏液性囊腺瘤；C1. 右卵巢（ROV）囊肿囊腔内透声差，充满密集点状回声，超声诊断为卵巢子宫内膜异位囊肿；C2. 行超声引导穿刺抽液治疗，抽出的液体为淡黄色黏稠黏液，证实为黏液性囊腺瘤；D1. 55 岁老年女性，因腹胀检查发现腹部包块入院，盆腹腔包块巨大，内有较多薄壁分隔，囊液透声性差；D2. 腹腔内可见大量积液，透声差，似胶冻状，手术病理结果为左卵巢黏液性囊腺瘤破裂

图 4 - 31　黏液性囊腺瘤声像图

（四）卵泡膜细胞瘤

1. 临床情况。卵泡膜细胞瘤是最常见的来源为性索间质的卵巢良性肿瘤（仅个别卵泡膜细胞瘤为恶性），一般为实性，质地较坚硬，大小不等，体积较大者易发生蒂扭转，且可能并发腹水、CA125 明显升高，此时易被误认为是卵巢恶性肿瘤；当肿瘤内有出血坏死、囊性变、黏液性变时，可表现为囊实性。部分患者无临床症状，查体时发现；体积较大者可触及包块，并发蒂扭转时出现腹痛；体积巨大者，常并发大量腹水，似卵巢恶性肿瘤。

2. 超声表现。附件区类圆形或分叶状包块，表面光滑，内部为实性低回声，后方常伴有不同程度的声衰减，内部回声可均匀也可不均匀，CDFI 示其内血流信号多不丰富；当肿瘤内部呈囊实性时，实性部分后方也常见声衰减；较小的肿瘤，其周边常可见正常卵巢组织结构；当肿瘤内有钙化时，可见强回声斑；并发蒂扭转时，肿瘤可有触痛；并发腹水，盆腹腔可见游离液体。卵泡膜细胞瘤内部回声均匀时，可被误认为是囊肿或巧克力囊肿，应注意其后方回声无明显增强或伴有衰减。卵泡膜细胞瘤还容易被误认为是浆膜下肌瘤，仔细观察其与子宫之间是否有联系很重要（图 4 - 32）。

（五）其他卵巢良性肿瘤

1. 临床情况。除了前面提到的各种肿瘤，卵巢还有其他一些不太常见的良性肿瘤，如卵巢甲状腺肿、纤维瘤、硬化性间质瘤等。这些肿瘤可能有临床症状，也可能没有任何症状，肿瘤大小不一。卵巢甲状腺肿是高度分化的单胚层畸胎瘤，常发生于绝经期前后，肿瘤呈囊实性，囊性区内为胶冻状液体；纤维瘤瘤体内含有大量胶原沉积的纤维细胞，有时可伴有钙化，可与卵泡膜细胞瘤合并存在；硬化性间质瘤常见于年轻人，较罕见，患者可有月经紊乱，肿瘤呈实性，表面光滑，常有中心部位的不规则囊性变。

2. 超声表现。卵巢甲状腺肿多为不规则囊实性包块，回声强弱不均，有时可见钙化或骨骼样强回声，实性部分可有较丰富血流信号，部分患者可伴有腹水，易误诊为卵巢恶性肿瘤；卵巢纤维瘤一般为类圆形或结节状低回声包块后伴明显声影，肿瘤内血流信号不丰富，内部有时可囊性变或黏液性变，有时还可见钙化强回声斑，与卵泡膜细胞瘤有时容易混淆，二者混合存在时更无法区分；硬化性间质瘤呈圆形或卵圆形，边界清楚，实质回声低，中心部位常常不规则囊性变，致周边组织厚度厚薄不均，CDFI 内可见不丰富的血流信号（图 4 - 33）。

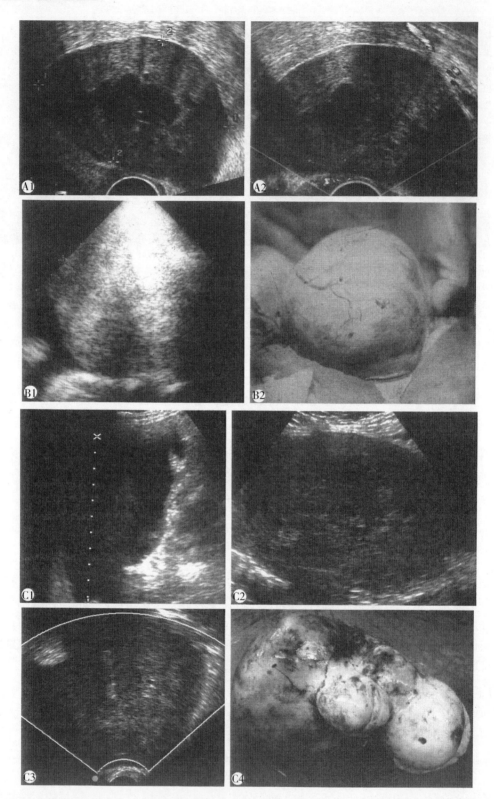

A1. 43 岁女性，查体发现盆腔包块，包块大小 7.7cm×5.0cm×8.1cm，边界清楚，表面光滑，内部见不规则透声区，部分后方伴声影；A2. CDFI 示包块内血流信号不丰富，手术病理结果为左卵巢卵泡膜细胞瘤；B1. 卵巢肿瘤体积大，边界清楚，伴有少量腹水；B2. 术中见肿瘤体积大，表面光滑，质地硬，病理结果为卵泡膜细胞瘤；C1. 老年女性，大量腹水，肿瘤标志物 CA125 明显升高；C2. 盆腔见巨大实性包块，边界清楚，内回声不均；C3. 经阴道彩色多普勒超声检查肿物内血流信号不丰富；C4. 术后标本，肿物外形不规则，表面光滑。病理诊断为卵泡膜细胞瘤

图 4 - 32 卵泡膜细胞瘤声像图

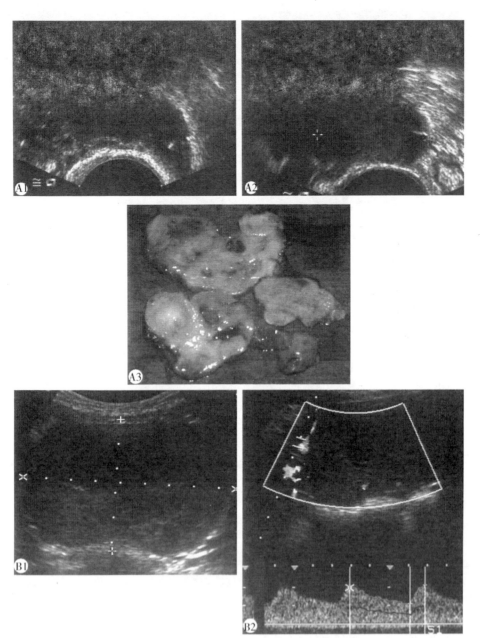

A1. 右卵巢囊实性肿瘤，实性部分后方伴明显声影；A2. 肿瘤内还可见透声区；A3. 肿瘤术后标本，可见肿瘤内的多处囊性变，病理结果为卵巢纤维瘤；B1. 17 岁女孩月经不调就诊，超声检查见右卵巢囊实性包块，表面光滑；B2. 彩超于肿瘤实性区可见低阻动脉血流频谱，手术病理结果为卵巢硬化性间质瘤

图 4-33　硬化性间质瘤声像图

四、卵巢交界性肿瘤

(一) 卵巢交界性浆液性囊腺瘤

1. 临床情况。是卵巢交界性肿瘤中预后最好、生存率最高的肿瘤，常发生于育龄期妇女，大多无明显症状，查体发现或触及下腹部包块就诊，大多单侧发生，少数双侧，肿瘤大小以小于 10cm 多见，少数超过 10cm。多数肿瘤表面有菜花样隆起，可发生腹膜种植，也可累及淋巴结，囊腔内因有实性突起呈囊实性，囊内液多浑浊，也可为血性或淡黄色。

2. 超声表现。附件区圆形或卵圆形包块，表面不光滑或光滑，内部多为囊实性，实性成分为囊壁上的乳头状或块状突起，囊液透声性多较差，CDFI 示较大的实性部分常可探及血流信号，伴有腹水或肿瘤破裂者，盆腔可探及游离液体（图 4-34）。

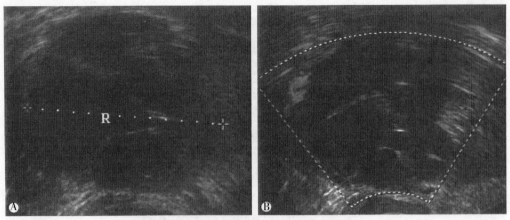

A. 63 岁老年女性，查体发现右卵巢多房囊性包块，大小约 5.1cm×4.1cm×4.7cm；B. 进一步观察可见分隔上有多个小乳头一样突起，手术病理结果为右卵巢交界性浆液性囊腺瘤

图 4 - 34　卵巢交界性浆液性囊腺瘤声像图

（二）卵巢交界性黏液性囊腺瘤

1. 临床情况。可发生于青春期至绝经后的任何年龄，与浆液性交界性囊腺瘤的发生率相似或略高，绝大多数为单侧，个别为双侧，肿瘤多较大，>10cm 的占多数，多房较单房多见，囊内壁上有单个或多个乳头样突起。手术切除肿瘤后，患者长期生存，预后良好。

2. 超声表现。附件区圆形或卵圆形囊性包块，体积大，囊壁厚，囊腔内多可见不规则增厚的分隔，并可见乳头状或实性块状突起，囊液透声性较差，可见点状回声。若肿瘤破裂，囊内液流入腹腔，则腹腔内可见游离液体，有时液体呈胶冻状（图 4 - 35）。

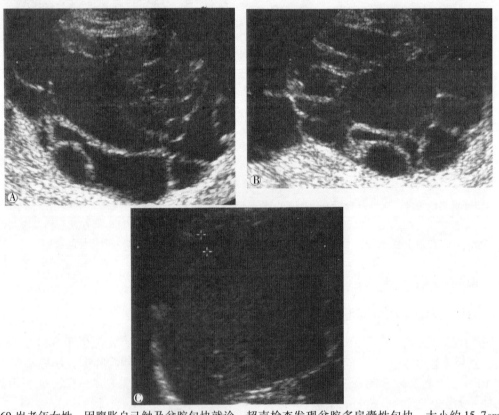

A. 69 岁老年女性，因腹胀自己触及盆腔包块就诊，超声检查发现盆腔多房囊性包块，大小约 15.7cm×11.3cm×9.1cm；B. 囊肿体积大，囊内分隔多，并见乳头样实性突起；C. 腹腔内还可见少量游离液体，此图显示的是肝周少量积液。手术病理结果为左卵巢交界性黏液性囊腺瘤

图 4 - 35　卵巢交界性黏液性囊腺瘤声像图

五、卵巢恶性肿瘤

（一）浆液性乳头状囊腺癌

1. 临床情况。是最常见的卵巢恶性肿瘤，约有一半的患者是双侧的，多见于绝经期前后的人群，早期患者多无任何临床症状，查体发现早期手术则患者的生存率非常高，不幸的是大多数患者出现症状就诊时都已处于晚期，治疗后的五年生存率很低。常见的症状有腹胀、腹痛、盆腔包块。

2. 超声表现。盆腔一侧或双侧探及囊实混合性包块，外形多不规则，边界清晰或欠清晰，CDFI 实性部分多可见较丰富血流信号，盆腹腔常可见游离液体，伴有大网膜转移时可见大网膜明显不规则增厚，CDFI 于增厚的大网膜内可探及较丰富的血流信号，子宫直肠陷窝与膀胱子宫陷窝处腹膜也常有肿瘤的种植转移，表现为腹膜的局限性不规则增厚，CDFI 内常可见血流信号。腹水常由卵巢恶性肿瘤引起，炎性疾病特别是结核也常常出现腹水，附件区也可见包块，但包块通常较小、边界不清、与周围组织多有粘连，结核时大网膜与腹膜也可增厚，但多为均匀一致的弥漫性轻度增厚，腹水内常可见纤维粘连带。卵巢恶性肿瘤有时可并发感染，临床症状是急性盆腔炎症的表现，声像图表现错综复杂，难以做出明确诊断，必要时可考虑行超声引导穿刺活检明确诊断（图 4-36）。

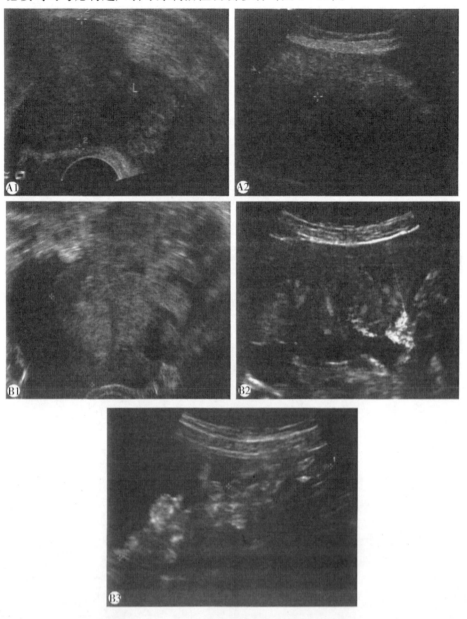

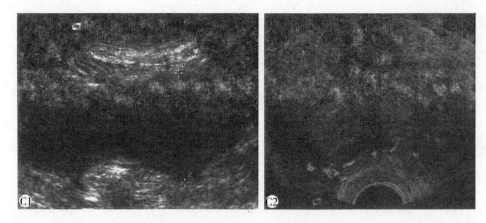

A1. 经阴道超声检查见左卵巢包块伴腹水；A2. 经腹部超声检查见大网膜显著增厚，手术病理结果为卵巢浆液性乳头状囊腺癌伴大网膜转移；B1. 经阴道超声检查见左卵巢以实性为主的混合性包块伴腹水；B2. 经腹壁超声检查见左卵巢包块内血流丰富；B3. 中上腹部超声检查还可见大网膜明显增厚，回声不均，手术病理结果为左卵巢浆液性乳头状囊腺癌伴大网膜转移；C1. 55 岁女性，左下腹痛伴脓血便及发热入院，经腹壁超声检查见盆腔囊实性包块与周围组织粘连；C2. 经阴道超声检查包块见实性部分血流信号丰富，手术病理结果为左卵巢癌伴脓肿

图 4 - 36　浆液性乳头状囊腺癌声像图

（二）黏液性囊腺瘤癌

1. 临床情况。不如浆液性囊腺癌多见，常为单侧，肿瘤多较大，外形多不规则，主要症状是腹部包块。

2. 超声表现。盆腔囊实性包块，实性部分血流信号较丰富，有腹水时盆腹腔可见游离液体，可有其他部位的转移表现。声像图上很难提示肿瘤的病理类型。

（三）内胚窦瘤

1. 临床情况。又称卵黄囊癌，是高度恶性的卵巢肿瘤，好发于 10～20 岁的年轻女性，肿瘤一般生长很快，体积较大，患者多因腹部包块、腹胀就诊，由于肿瘤可分泌胎甲球，患者血清 αFP 常明显升高。

2. 超声表现。盆腔探及巨大实性包块，边界清楚，内部回声不均，常见多个大小不等的囊性区，CDFI 内血流信号较丰富（图 4 - 37）。

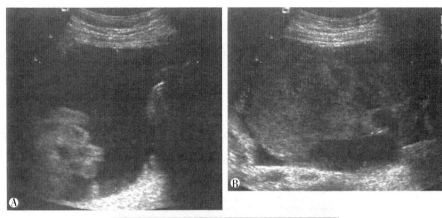

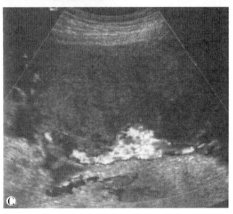

A. 19 岁年轻女性，腹胀 10d 入院，超声检查可见腹腔内有大量游离液体；B. 左卵巢可见巨大实性包块内有多处不规则透声区，化验血 AFP 值 >20 000μg/L；C. CDFI 包块内可见丰富血流信号。术中见腹腔内淡红色腹水 5 000ml，左卵巢肿瘤表面有破口，病理结果为左卵巢内胚窦瘤

图 4 - 37   内胚窦瘤声像图

（四）颗粒细胞瘤

1. 临床情况。是低度恶性的卵巢肿瘤，好发于育龄期，青春期或绝经后也有发生，肿瘤可分泌雌激素，常有高雌激素水平的临床症状，如性早熟、月经不调、绝经后阴道流血等。肿瘤一般为中等大小、实性，表面多光滑，质地多较软，肿瘤内常有出血囊性变。

2. 超声表现。附件区实性包块，边界清楚，内部回声不均匀，常可见多发小囊性区，CDFI 示肿瘤内有丰富血流信号（图 4 - 38）。

（五）卵巢转移癌

1. 临床情况。胃肠道恶性肿瘤、乳腺癌等常发生卵巢转移，有些转移发生于原发肿瘤发现并治疗之后，有些则是因为发现转移癌就诊而后才发现原发肿瘤，还有个别患者转移癌手术后一直无法明确原发病灶的部位。卵巢转移癌常常是双侧的。

2. 超声表现。双侧卵巢均可见实性包块，表面光滑，双侧包块多大小相似，少数可大小不一致，有些包块内可见内壁光滑的小囊性区，CDFI 多可见树枝状的血流信号，盆腔可见游离液体，子宫直肠窝有时也可见种植转移病灶。既往恶性肿瘤病史有助于卵巢转移癌的诊断，发现双侧卵巢实性包块内有树枝状血流信号，则要高度怀疑卵巢转移癌，应进一步检查胃肠道、乳腺等，查找原发部位（图 4 - 39）。

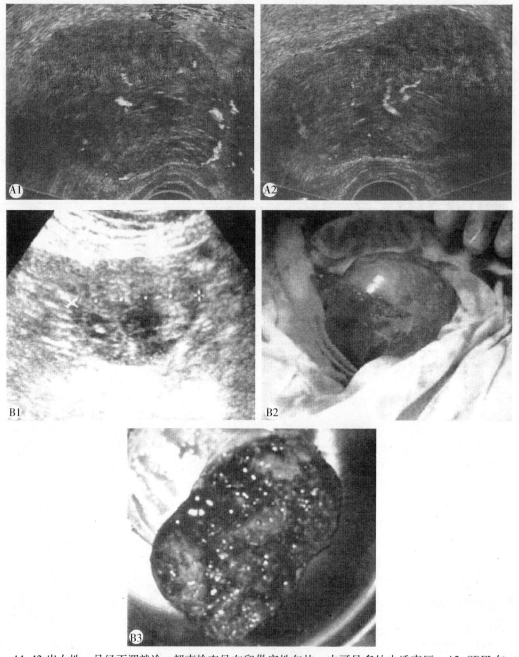

A1. 43 岁女性，月经不调就诊，超声检查见左卵巢实性包块，内可见多处小透声区；A2. CDFI 包块内可见丰富血流信号。手术病理结果为左卵巢颗粒细胞癌；B1. 63 岁老年女性，因绝经后出血就诊，经阴道超声检查发现宫腔息肉，宫腔镜摘除息肉病理检查提示子宫内膜增生；1 个月后复查超声发现卵巢包块，呈实性内有小透声区；B2. 术中发现肿瘤质地较软，包膜张力较高，腹腔镜触碰肿瘤包膜后包膜破裂；B3. 术后切开肿瘤，可见肿瘤内有较多出血及凝血块，病理结果为颗粒细胞瘤

图 4 - 38　颗粒细胞瘤声像图

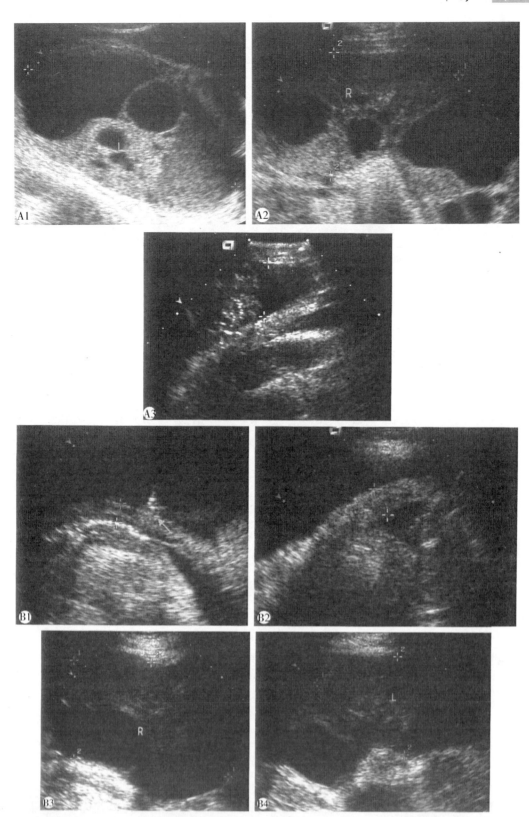

A1. 25 岁女性，因发现腹部包块一周、月经不调 3 个月就诊，超声检查见左卵巢巨大实性包块，内有多个囊性区，囊性内壁光滑；A2. 右卵巢也可见相同性质的包块；A3. 腹腔内还可见少量腹水。手术切除卵巢肿瘤，冰冻病理为转移性腺癌，最终手术病理诊断为阑尾中分化腺癌双卵巢转移；B1. 42 岁女性，因胃痛 3 个月伴腹胀入院。超声检查可见胃壁增厚、腹水；B2. 腹水中可见大网膜增厚；B3. 右卵巢可见较大实性包块内有多处透声区，透声区内壁光滑；B4. 左卵巢也见相同性质的包块。行包块超声引导穿刺活检病理结果为 Krukenberg 瘤

图 4 - 39　卵巢转移癌声像图

（六）其他卵巢恶性肿瘤

1. 临床情况。除了上述相对常见的卵巢恶性肿瘤，卵巢还有一些较罕见的恶性肿瘤，如卵巢的淋巴瘤、卵巢甲状腺肿类癌等。淋巴瘤好发于年轻人，长期发热是其临床表现；卵巢甲状腺肿类癌不一定有临床症状，有的可能有类癌综合征。

2. 超声检查。卵巢淋巴瘤常表现为卵巢的低回声包块，可双侧受累，包块内血流信号较丰富，盆腹腔大血管旁可探及多发肿大淋巴结。卵巢甲状腺肿类癌表现为卵巢的囊实性包块或实性包块，表面光滑或呈结节状，CDFI肿瘤内可见丰富低阻的血流信号（图4-40）。

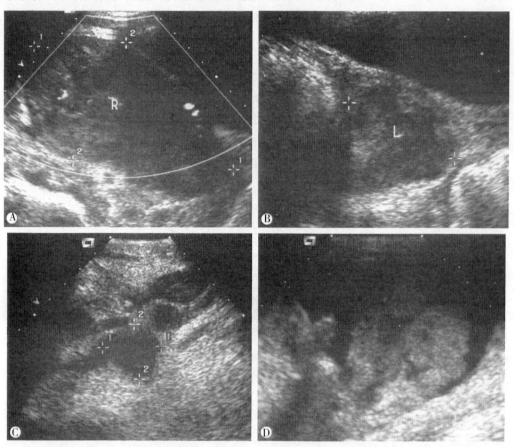

A. 15岁女孩，发热3个月就诊，超声检查见右卵巢低回声包块，内部血流较丰富；B. 左卵巢也见低回声包块；C. 盆腹腔大血管周围还可见多个大小不等的肿大淋巴结；D. 腹腔可见游离液体。行右卵巢包块超声引导下穿刺活检，病理结果为弥漫性间大细胞性淋巴瘤

图4-40　卵巢淋巴瘤声像图

第七节　输卵管疾病

输卵管纤细狭长，间质部与宫腔相连，伞端呈喇叭口状，正常输卵管与盆腔内的肠管混在一起，超声无法识别，当输卵管有病变时，输卵管增粗、管腔内有积液、形成结节或包块，超声常常可以识别，结合临床病史、化验检查结果，常可判断出病变的性质。输卵管疾病主要有输卵管炎症及肿瘤，还有少量子宫内膜异位病例。

一、输卵管炎性疾病

1. 临床情况。输卵管炎性疾病分为急性与慢性，急性输卵管炎症，患者可有发热、腹痛，慢性炎症可有下腹坠胀不适。急性炎症期输卵管增粗、管壁增厚、管腔内可有积脓，累及卵巢时可形成输卵管卵巢脓肿；慢性炎症期输卵管管壁变薄，管腔内积液变得清亮。

2. 超声表现。急性患者在附件区卵巢旁可见迂曲的厚壁管状结构，CDFI囊壁上常可见丰富的血流信号，囊腔内可见积液，透声差，可探及密集点状回声，病变部位触痛明显；当炎症累及卵巢后，无法显示正常卵巢，附件区被厚壁多房囊性包块或囊实性包块占据，囊壁上或实性区血流丰富。慢性患者附件区可见薄壁囊性结构，呈迂曲管状或多房性，囊腔内透声好，CDFI囊壁上多无明显血流信号，卵巢可显示或显示不清（图4-41）。

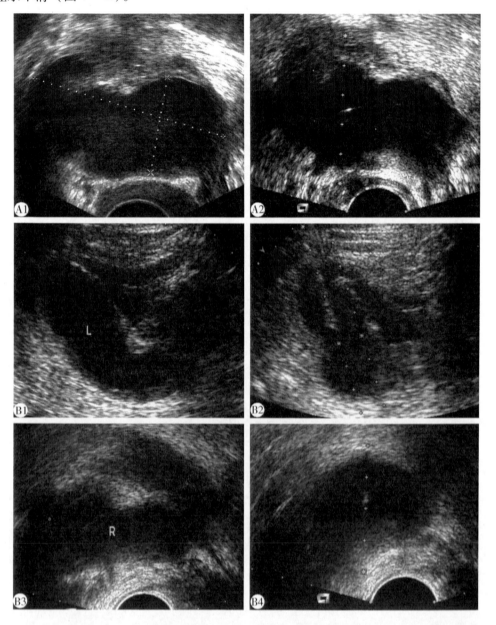

A1. 33岁女性，腹痛半个月入院抗感染治疗一周，近两天发热，体温38.7℃，经阴道超声检查见右输卵管增粗，腔内充满液体，张力高，透声差；A2. 行超声引导穿刺，抽出脓液40ml，证实为右输卵管积脓；B1. 45岁女性，腹痛发热就诊，经腹壁超声检查见左输卵管增粗，腔内积液、透声差；B2. 行超声引导穿刺抽出脓液23ml，证实为左输卵管积脓；B3. 该患者右侧也见输卵管增粗，较左侧更明显，腔内可见积液，透声差；B4. 行经阴道超声引导穿刺，抽出脓液42ml，治疗后症状迅速消失

图4-41　输卵管炎性疾病声像图

二、输卵管肿瘤

1. 临床情况。输卵管肿瘤少见，多发生于中老年尤其是绝经后患者，常见的病理类型是癌，罕见的病理类型是恶性苗勒混合瘤，临床症状主要有下腹部包块、阴道排液、阴道流血、腹胀、腹痛等。输卵管癌早期诊断困难，约有一半的患者就诊时已是晚期，可伴有腹水、CA125 升高，可有卵巢及大网膜转移，临床表现易与卵巢癌及子宫内膜癌相混淆，术前少有明确诊断者，多在术后病理检查时明确诊断。

2. 超声表现。输卵管癌的声像图表现多无特异性，可为腊肠形、不规则形，可为实性、囊实性或囊性，囊性者囊腔内透声性很差，可为迂曲管状结构，实性或囊实性包块的实性部位 CDFI 常可见丰富血流信号。包块旁探及正常卵巢有助于输卵管肿瘤的诊断，但概率很低，晚期患者常可探及腹水及转移病灶，如"网膜饼"。绝大多数患者术前超声仅可提示盆腔恶性肿瘤，多数会被疑为卵巢癌，个别囊性型可能误诊为输卵管积水，临床有阴道排液、包块为腊肠形、包块旁探及正常卵巢等少数较有特点的患者有可能术前提示输卵管癌的诊断（图 4－42）。恶性输卵管苗勒混合瘤超声表现与卵巢恶性肿瘤更无明显差异。

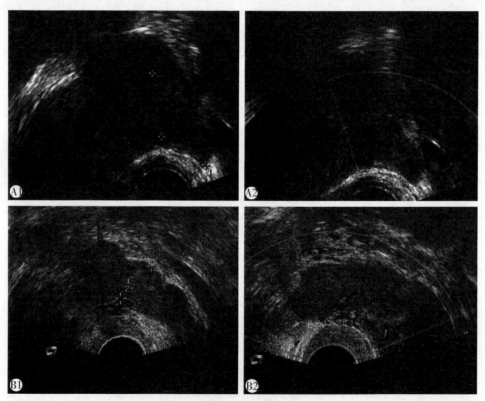

A1. 55 岁女性，绝经后阴道排液 2 年，超声检查见左附件区腊肠形管状结构，内有较多实性成分；A2. CDFI 实性区域可见血流信号，考虑恶性肿瘤。手术病理结果为左输卵管癌；B1. 53 岁女性，绝经 2 年，阴道出血伴排液 4 个月入院。超声检查见左附件区腊肠形低回声包块；B2. CDFI 包块内可见较丰富血流信号。手术病理结果为左输卵管癌

图 4－42　输卵管癌声像图

第八节　盆腔疾病

子宫与附件位于盆腔，盆腔原发性疾病与妇科疾病常常相互累及和混淆，仔细鉴别明确诊断对治疗

方案的制定至关重要。盆腔的疾病可来源于腹膜后，可来源于肠道，可来源于泌尿道，也可能是医源性的，超声检查的实时性加上一些辅助检查方法和检查途径的灵活应用，能使大部分患者获得明确的诊断。

一、盆腔腹膜后来源的疾病

（一）畸胎瘤

1. 临床情况。畸胎瘤可来源于身体任何部位，盆腔腹膜后也是好发部位之一，由于卵巢囊性畸胎瘤是最常见的，鉴别肿瘤来源很重要，腹膜后来源的畸胎瘤手术治疗的方法和难度与卵巢囊性畸胎瘤很不一样，妇科医生有时难以胜任。

2. 超声表现。肿瘤的内部结构及超声图像与卵巢囊性畸胎瘤相似，腹膜后来源的畸胎瘤与卵巢没有关联，肿瘤的基底位于腹膜后，鉴别的要点是直肠位于肿瘤的侧前方而不是其后方，为判断肿瘤与直肠的位置关系，可采用经直肠超声检查，没有直肠检查探头时可采用直肠指诊经腹壁观察。

（二）神经源性肿瘤

1. 临床情况。神经来源的肿瘤包括神经鞘源性、神经节细胞源性和副神经节系统源性，盆腔神经源性肿瘤常见的有神经鞘瘤（良性或恶性）、神经纤维瘤或神经纤维瘤病（良性）、神经母细胞瘤、节细胞性神经瘤，多为实性，一般边界清楚，内部可有囊性变和钙化，CT对这类肿瘤的定性、定位诊断更具优势。

2. 超声表现。基底位于盆腔后部或后外部实性包块，外形规则或不规则，边界多清晰，直肠、髂血管受肿块挤压常发生从后往前、从外向内的移位（图4-43）。

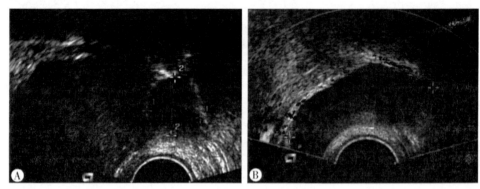

A. 24岁女性，无症状，查体发现腹部包块就诊，经阴道超声检查子宫后方、骶骨前方可见一低回声包块，边界清晰；B. 包块大小约5.2cm×2.0cm×1.9cm，CDFI示包块内血流信号不丰富。手术病理结果为神经纤维瘤伴黏液样变，肿瘤自一骶孔发出

图4-43　神经源性肿瘤声像图

二、来源于肠道的疾病

（一）阑尾肿物

1. 临床情况。阑尾一般位于右下腹，阑尾肿物常需与右附件来源的病变进行鉴别。阑尾的病变常见的有阑尾黏液囊肿、黏液性囊腺瘤、黏液腺癌等。阑尾黏液囊肿是慢性炎症的结果，由于近端管腔阻塞，黏液上皮分泌的黏液无法排出潴留在腔内形成；黏液性囊腺瘤是良性肿瘤性病变，对大体标本的肉眼检查与黏液性囊肿无法区别，病理切片的显微镜观察是确诊手段；黏液腺癌不多见，晚期患者可能与卵巢癌混淆，由于腹腔内的液体是胶冻状的黏液，用普通腹穿针穿刺抽液往往抽不出液体。

2. 超声表现。阑尾黏液囊肿及黏液性囊腺瘤都表现为右下腹腊肠形或椭圆形囊性包块，边界清楚，表面光滑，活动好，囊腔内透声性很差，CDFI肿物内无血流信号，仔细观察可发现肿物的下端为盲端，上端与回盲部相连；晚期阑尾黏液腺癌肿瘤都有破溃，右下腹可见不规则不均质、边界欠清的包块，多为混合性，有时内部可见钙化，腹腔内常充满黏液形成腹膜假黏液瘤，缺乏经验者会认为是大量腹水，大网膜常可见肿瘤种植转移形成的"网膜饼"（图4-44）。

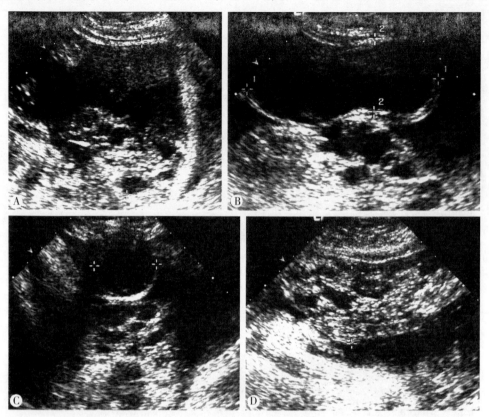

A. 76岁老年女性，因腹胀、腹部包块半年拟诊卵巢癌收住妇产科，超声检查见腹腔内大量积液，透声差，似胶冻样；B. 右下腹可见腊肠形囊性包块，壁不规则增厚；C. 包块横切面也可见囊壁不规则增厚；D. 中上腹部可见大网膜明显增厚，手术病理结果为大网膜腹膜假黏液瘤，伴阑尾、双卵巢、一侧输卵管及子宫黏液性囊腺瘤

图4-44　阑尾黏液腺癌及黏液性囊腺瘤声像图

（二）其他部位肠道来源的肿物

1. 临床情况。位于盆腔附近的小肠、结直肠与子宫附件相邻，这部分肠管的包块在妇科检查时很可能被误认为是妇科来源，如小肠的平滑肌瘤、结肠与直肠癌等，小肠的肿瘤一般活动度很大，结直肠肿瘤位置一般比较固定，有些患者有症状，有些可能无明显异常感觉。

2. 超声表现。小肠的平滑肌瘤为边界清晰的圆形低回声肿物，内部回声较均匀，CDFI肿瘤常可见血流信号，有时可见肿瘤与小肠肠管关系密切，有些外生性肿瘤很难显示与小肠的关联；结直肠肿瘤均可见相应肠段的增粗、肠壁规则或不规则增厚，边界多清楚，CDFI肿瘤内多可见丰富的血流信号。能显示正常的子宫及卵巢，也能帮助排除妇科疾病。

三、盆腔医源性肿物

1. 临床情况。妇科手术及其他盆腔手术偶尔会发生纱布等医疗用品遗留盆腹腔的意外情况，患者多有临床症状，或轻或重，诊断治疗不及时常给患者带来极大痛苦。

2. 超声表现。纱布遗留在盆腹腔的时间长短不同、并发感染的情况不同，其声像图表现也不尽相同。遗留时间短未并发明显感染的超声检查时可见后伴明显干净声影的肿物，采用高频探头仔细观察肿物表面可发现有低回声带环绕，遗留时间长内部有大量脓液时就表现为囊实混合性包块，肿物的边界一般比较清晰，似有包膜，肿物的实性部分后方常伴有声影，CDFI 肿物内一般探不到血流信号，此类表现常被误诊为卵巢囊性畸胎瘤（图 4 - 45）。

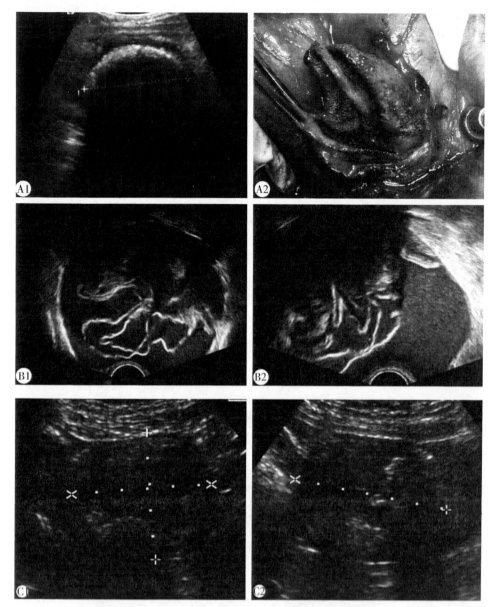

A1. 宫颈癌术后左腹痛并包块就诊，超声检查见左下腹强回声包块伴干净声影，考虑纱布遗留腹内；A2. 将纱布取出；B1. 61 岁老年女性，因排尿极其困难就诊检查发现盆腔包块入院，7 年前曾因子宫脱垂手术治疗，半年后症状再现，伴排尿困难，逐渐加重。超声检查见盆腔囊性包块，边界清楚，内有条带样物后伴声影；B2. 囊液透声性差，条带状物后方声影明显。手术病理结果为盆腔纱布伴脓肿形成；C1. 32 岁，下腹不适 3 个月就诊，超声检查提示卵巢囊肿入院。超声检查可见左下腹囊性包块，边界清楚，囊腔内可见强回声团后伴声影。患者 6 年前曾行剖宫产手术；C2. 纵切面同样显示左附件区囊性包块边界清楚，囊内有强回声团后伴声影。手术病理结果为腹壁下脓肿（纱布腹膜外残留）

图 4 - 45　盆腔脓肿声像图

产科超声

第一节　正常早孕期超声表现

一、妊娠囊

正常妊娠囊（Gestational Sac，GS）位于宫腔中上部，周边为一完整、厚度均匀的强回声环，厚度至少不低于2mm，这一强回声壁由正在发育的绒毛与邻近的蜕膜组成。早早孕时，妊娠囊表现为子宫内膜内极小的无回声，有人将此称为"蜕膜内征"。随着妊娠囊的增大，形成特征性的"双绒毛环征"或"双环征"（图5-1）。这一征象在妊娠囊平均内径为10mm或以上时能恒定显示。

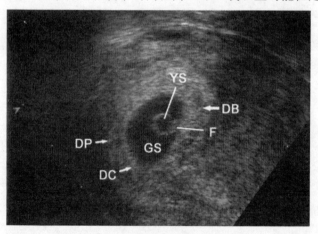

DP：壁蜕膜；DC：包蜕膜；DB：底蜕膜，该处增厚，将来发育成为
胎盘；GS：妊娠囊；YS：卵黄囊；F：胚芽
图5-1　经阴道超声显示妊娠囊双环征，宫腔为潜在的腔隙

当妊娠囊内未见卵黄囊或胚胎时，须与假妊娠囊鉴别。假妊娠囊轮廓不规则或不清楚，形状与宫腔一致，囊壁回声低，厚度不一，无"双环征"，内无胚芽和卵黄囊，有时可见少许点状回声。

二、卵黄囊

卵黄囊（Yolk Sac，YS）是妊娠囊内超声能发现的第一个解剖结构。正常妊娠时，卵黄囊呈球形，囊壁薄呈细线状，中央为无回声（图5-2），透声好，在5~10周间，其大小稳步增长，最大不超过5~6mm，至孕12周时卵黄囊囊腔消失。

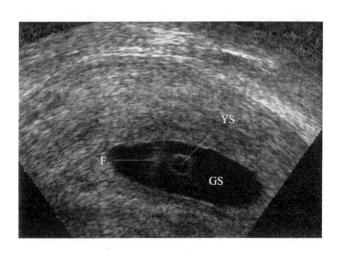

停经 6 周 3d 经阴道显示卵黄囊（YS）；GS：妊娠囊；F：胚芽

图 5 - 2　卵黄囊声像图

三、胚芽及心管搏动

一般来说，胚芽长为 4～5mm 时，常规能检出心管搏动，相应孕周为 6～6.5 周（图 5 -3），相应妊娠囊大小为 13～18mm。胚芽长≥5mm 仍未见胎心搏动时，提示胚胎停止发育。

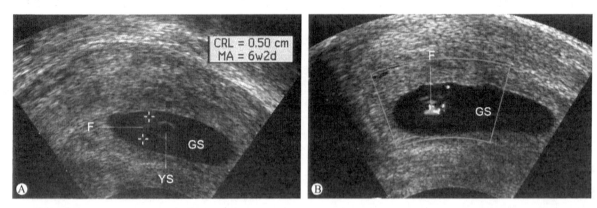

停经 6 周 3 天，经阴道超声（图 A）显示胚芽（F）长约 0.5cm，大小相当于 6 周 2 天；彩色多普勒（图 B）显示胚芽心脏的搏动。GS：妊娠囊；YS：卵黄囊

图 5 -3　胚芽与心管声像图

四、羊膜囊

早期羊膜囊（Amniotic Sac，AS）囊壁菲薄（厚 0.02～0.05mm），超声常不能显示。孕 7 周以后加大增益或用高频阴道探头检查，可以清楚显示薄层羊膜，在绒毛膜腔内形成一球形囊状结构即为羊膜囊，胚胎则位于羊膜囊内（图 5 -4）。在头臀长达 7mm 或以上时，正常妊娠常可显示弧形羊膜及羊膜囊，在超声束与羊膜垂直的部分更易显示出羊膜回声。一般在孕 12～16 周羊膜与绒毛膜全部融合，绒毛膜腔消失，羊膜不再显示。

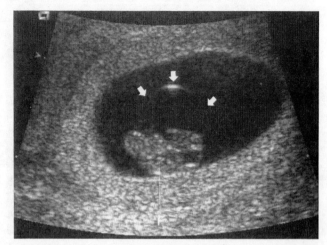

停经54d，经腹部超声可清楚显示薄层羊膜（箭头所示），胚胎则位于羊膜囊内

图5-4　羊膜囊声像图

五、早孕期11～13^{+6}周胎儿结构检查

近年早孕期产前诊断越来越被临床所重视。随着实践与经验以及超声仪器分辨率的不断提高，使早孕期超声检查胎儿结构、筛查胎儿畸形成为可能。Michailidis 等研究发现，使用二维超声检查，93.7%胎儿的完整解剖学结构能在早孕期超声检查中得到显示，如胎儿颅脑、心脏、肝脏、胃泡、腹壁完整性、肾脏、膀胱、骨骼及肢体、颜面部等结构。

第二节　正常中晚期妊娠的超声表现

一、胎儿头颅

胎儿头颅的超声检查，由于胎儿体位的关系，主要采用横切面检查。冠状切面和矢状切面较少使用，在此不再叙述。

1. 丘脑水平横切面（双顶径与头围测量平面，图5-5）。标准平面要求清楚显示透明隔腔、两侧丘脑对称及丘脑之间的裂隙样第三脑室，同时，颅骨光环呈椭圆形，左右对称。在此平面内主要可见到以下重要结构：脑中线、透明隔腔、丘脑、第三脑室、大脑及大脑外侧裂等结构。

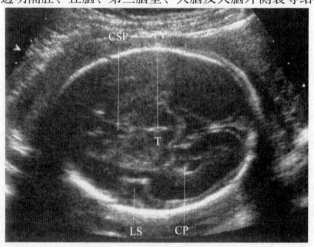

T：丘脑；CSP：透明隔腔；TV：第三脑室；CP：脉络丛；LS：大脑外侧裂

图5-5　丘脑水平横切面

2. 侧脑室水平横切面（图 5 - 6）。在获得丘脑水平横切面后，声束平面平行向胎儿头顶方向稍移动或探头由颅顶部向下方平行移动，即可获此切面，这一切面是测量侧脑室的标准平面。

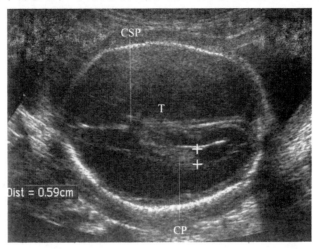

T：丘脑；CP：脉络丛；CSP：透明隔腔；" + +"之间；
侧脑室枕角宽度 0.59cm

图 5 - 6 侧脑室水平横切面

在此切面上，颅骨光环呈椭圆形，较丘脑平面略小。侧脑室后角显示清楚，呈无回声区，内有强回声的脉络丛，但未完全充满后角。图像中央尚可显示两侧部分丘脑，脑中线可见。侧脑室额角内侧壁几乎和大脑镰相平行，枕角向两侧分开离脑中线较远。测量枕角与额角的内径可判断有无脑室扩张及脑积水，整个妊娠期间，胎儿侧脑室枕角内径均应小于 10mm。中孕期，由于侧脑室内脉络丛呈强回声，其远侧的大脑皮质回声低或极低，应注意和侧脑室扩张或脑积水相区别。

3. 小脑横切面（图 5 - 7）。在获得丘脑平面后声束略向尾侧旋转，即可获此切面。此切面的标准平面要求同时显示清晰的小脑半球且左右对称以及前方的透明隔腔。小脑半球呈对称的球形结构，最初为低回声，随着妊娠的进展其内部回声逐渐增强，晚孕期显示出一条条排列整齐的强回声线为小脑裂，两侧小脑中间有强回声的蚓部相连。蚓部的前方有第四脑室，后方有颅后窝池。

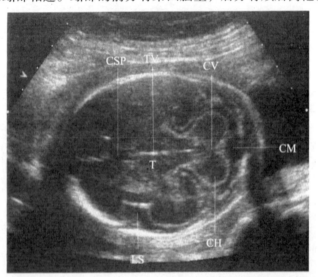

CH：小脑半球；CV：小脑蚓部；CSP：透明隔腔；CM：颅
后窝池；TV：第四脑室；LS：外侧裂；T：丘脑

图 5 - 7 小脑横切面

小脑横径随孕周增长而增长。在孕 24 周前，小脑横径（以毫米为单位）约等于孕周（如 20mm 即为孕20周），孕20～38周平均增长速度为每周1～2mm，孕38周后平均增长速度约为每周0.7mm。

二、胎儿面部检查

胎儿面部可通过矢状切面、冠状切面及横切面来检查，可清楚地显示出胎儿的双眼、鼻、唇、人中、面颊、下颌等，实时动态扫查时可显示胎儿在宫内的表情（如眨眼）、吸吮等动作。在胎儿面部检查时，最重要、最常用的切面有鼻唇冠状切面、正中矢状切面及双眼横切面。

1. 鼻唇冠状切面（图5－8）。声束平面通过鼻、上、下唇及颏部，可显示鼻的外形、双侧鼻孔、鼻翼、鼻柱、上唇及人中、上下唇唇红、颏部，上、下唇唇红部回声较低。

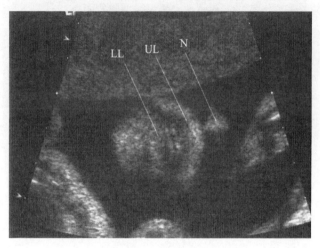

N：鼻；UL：上唇；LL：下唇

图5－8 胎儿鼻唇冠状切面

2. 颜面部正中矢状切面（图5－9）。声束与鼻骨长轴成90°，显示前额、鼻骨及其表面皮肤和软组织、上下唇及下颏。

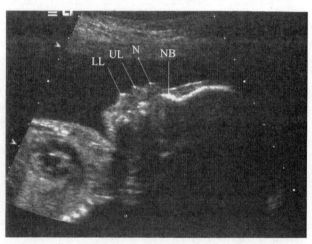

NB：鼻骨；N：鼻；UL：上唇；LL：下唇

图5－9 胎儿颜面部正中矢状切面

3. 眼球横切面（图5－10）。双眼球横切面，该切面时要求在同一平面内显示双侧晶体及眼球图像，且双侧晶体及眼球大小基本相等。

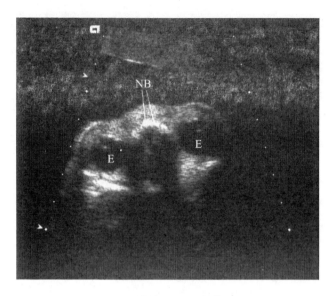

E：眼球；NB：鼻骨

图 5 – 10　胎儿眼球横切面

三、胎儿肢体骨骼

胎儿骨骼有高对比度，是超声最早能分辨的结构。

超声不但能显示胎儿骨骼的骨化部分，还可显示软骨部分。正常妊娠 32 周后在胎儿的骨骺软骨内陆续出现了次级骨化中心，不同部位的次级骨化中心出现的孕周不同，据此可帮助评估胎儿的孕周和肺成熟度，如股骨远端骨骺的次级骨化中心出现在孕 32 ~ 33 周；胫骨远端骨骺的次级骨化中心出现在孕 33 ~ 35 周；肱骨头内的次级骨化中心出现在孕 36 ~ 40 周。

在超声图像上初级骨化中心表现为低回声的软骨组织中央的强回声区，伴有后方声影。随着孕周的增长而不断增长、增粗。

妊娠中期时羊水适中，胎动较活跃，四肢显像较好，此时期是检查胎儿四肢畸形的理想时期。四肢超声检查应遵循一定的检查顺序，有人采用连续顺序追踪超声扫查法检查胎儿肢体，取得较好结果。该方法的主要内容是：将胎儿每个肢体按照大关节分为 3 个节段，上肢分为上臂、前臂、手，下肢分为大腿、小腿、足，对胎儿的每个肢体分别沿着胎儿肢体自然伸展的姿势，从胎儿肢体的近段连续追踪扫查到肢体的最远段，待完整扫查完一个肢体后，再按照同样的方法分别扫查其他的肢体，具体方法如下。

1. 上肢检测（图 5 – 11）。首先横切胸腔，显示背部肩胛骨后，声束平面沿肩胛骨肩峰方向追踪显示胎儿肱骨短轴切面，探头旋转 90° 后显示肱骨长轴切面并测量其长度，然后沿着上肢的自然伸展方向追踪显示出前臂尺、桡骨纵切面，在显示前臂后探头再旋转 90° 横切前臂，进一步确认前臂有尺、桡两骨，探头此时继续向前臂末端扫查，显示出手腕、手掌及掌骨、手指及指骨回声，并观察手的姿势及其与前臂的位置关系。

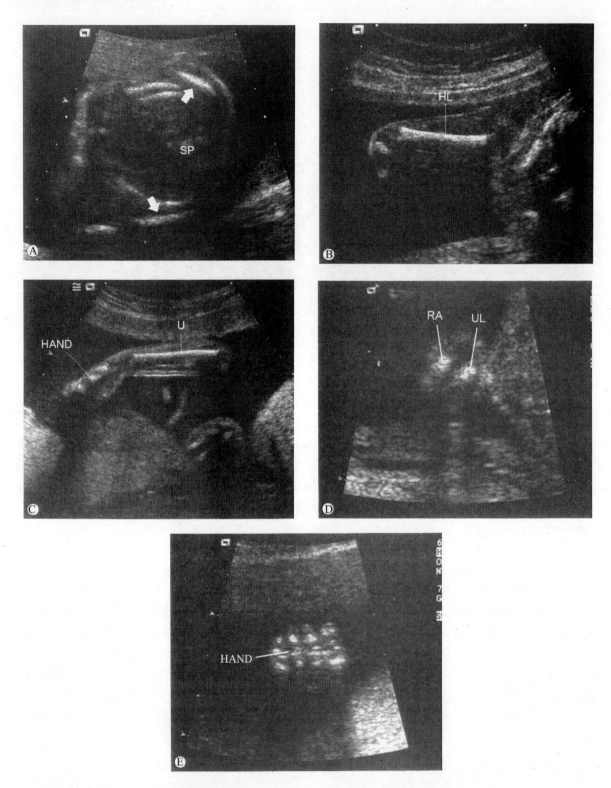

A. 胎儿肩胛骨横切面，显示双侧肩胛骨（箭头所示）；B. 胎儿肱骨（HL）长轴切面；C. 胎儿右侧前臂和手（HAND）的纵切面；D. 胎儿前臂横切面；E. 手横切面，显示手呈握掌状；SP：脊柱；RA：桡骨；UL：尺骨

图 5 - 11　胎儿上肢超声检查

2. 下肢检测（图 5 - 12）。横切面盆腔，显示髂骨，然后髂骨一侧显示胎儿股骨长轴切面并测量其长度，再沿着下肢的自然伸展方向追踪显示小腿胫、腓骨长轴切面，此时探头旋转 90°观察胫、腓两骨的横断面，再将探头转为小腿纵向扫查，并移向足底方向，观察足的形态、趾及其数目、足与小腿的位置关系。

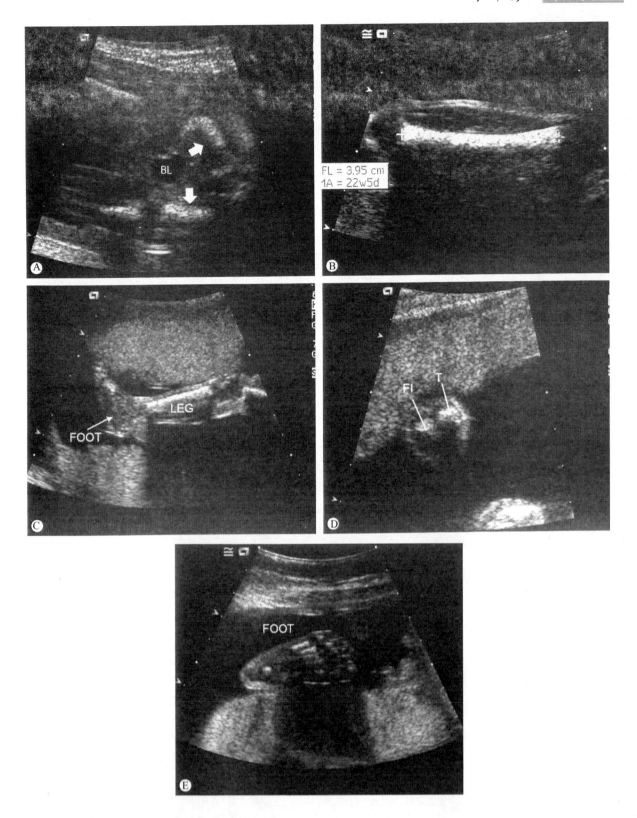

A. 胎儿双侧髂骨横切面（箭头所示为髂骨）；B. 胎儿股骨（F）长轴切面（" + + "）；C. 胎儿小腿（LEG）和足（FOOT）的矢状切面；D. 胎儿小腿横切面显示胫（T）、腓骨（FI）两骨；E. 足（FOOT）横切面；BL：膀胱

图 5 – 12　胎儿下肢超声检查

　　如果手、足的姿势异常，则应注意探查手或足的周围有无子宫壁和胎盘或胎体的压迫，且应至少观察手、足的运动 2 次以上，如果异常姿势不随胎儿肢体包括手、足的运动而改变，且多次扫查均显示同

样声像特征，此时才对胎儿手、足姿势异常做出诊断。

四、胎儿胸部

观察胎儿的胸部最常用的扫查方向是横切面扫查，胸部纵切面为辅助扫查切面。胎儿胸廓的大小与肺的大小有关，观察和测量胸廓的大小可以间接了解胎儿肺的发育情况。

在胎儿胸腔内有两个重要的脏器：肺脏和心脏。

1. 胎儿肺。中孕期超声检查可清楚显示胎肺，在胎儿胸部横切面上，肺脏位于心脏两侧，呈中等回声的实性结构，回声均匀，随妊娠进展，肺脏回声渐强，两侧肺脏大小接近（在四腔心切面上右肺略大于左肺）；边缘光滑，回声相等，不挤压心脏。

2. 胎儿心脏。四腔心切面加声束平面头侧偏斜法，是一种简便有效的筛查心脏畸形的方法。该方法可对大部分严重先天性心脏畸形进行排除性诊断。具体方法简述如下：横切胎儿胸腔获取四腔心切面后，先判断胎儿心脏位置，观察心房、心室、房室间隔、左右房室瓣以及肺静脉与左房的连接关系，然后探头声束平面略向胎儿头侧偏斜，依次可显示左心室与主动脉的连接关系及右心室与肺动脉的连接关系，且实时动态扫查时可清楚观察到主、肺动脉起始部的相互关系及主、肺动脉相对大小，从而对心脏的主要结构及连接关系做出全面评价。如果这一方法所显示的切面无明显异常，那么，大部分复杂心脏畸形或严重心脏畸形可做出排除性诊断，如心脏房室连接异常，心室与大动脉连接异常，心脏出口梗阻性疾病，均能通过这一简单方法得以检出，从而可避免大部分严重先天性心脏畸形的漏诊。技术熟练者还可进一步获得三血管切面及三血管-气管切面、主动脉弓切面、动脉导管切面，可以更全面了解胎儿心脏及其大血管情况。三血管切面及三血管-气管切面，可以观察主动脉及主动脉弓、上腔静脉、肺动脉及导管的内径及排列关系。

胎儿心脏的重要切面如下。

（1）四腔心切面：在胎儿横膈之上横切胸腔即可获得胎儿四腔心切面。根据胎儿体位的不同，可为心尖四腔心切面（图5-13），也可为胸骨旁四腔心切面。

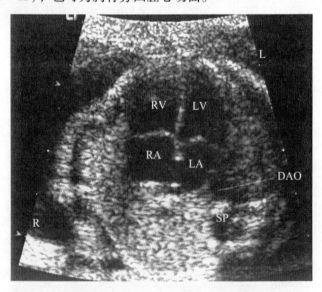

LV：左心室；RV：右心室；LA：左心房；RA：右心房；
DAO：降主动脉；SP：脊柱；L：左侧；R：右侧
图5-13 胎儿心尖四腔心切面

正常胎儿四腔心切面图像上，可显示以下许多重要内容：

心脏主要位于左胸腔内，约占胸腔的1/3，心尖指向左前方，在此切面上测量心/胸比值（心脏面积/胸腔面积比值），正常值为0.25～0.33。

心脏轴的测量：即沿房间隔与室间隔长轴方向的连线与胎儿胸腔前后轴线之间的夹角，正常值偏左约 45°±20°。

可清楚显示心脏四个腔室。左心房和右心房大小基本相等，左心房靠近脊柱，左心房与脊柱之间可见一圆形搏动性无回声结构即降主动脉的横切面。左、右心房之间为房间隔，房间隔中部可见卵圆孔，超声在该处显示房间隔连续性中断。左心房内可见卵圆孔瓣随心动周期运动。

左、右心室大小亦基本相等，右心室靠前，位于胸骨后方，右心室腔略呈三角形，心内膜面较粗糙，右心室内可见回声稍强的调节束，一端附着于室间隔的中下 1/3，一端附着于右心室游离壁。左心室腔呈椭圆形，心内膜面较光滑，心尖主要由左心室尖部组成。两心室之间有室间隔，室间隔连续、完整。左、右心室壁及室间隔的厚度基本相同，实时超声下可见心室的收缩与舒张运动。但应注意，孕 28 周以后，正常胎儿右心室较左心室略大。

左房室之间为二尖瓣，右房室之间为三尖瓣，实时超声下两组房室瓣同时开放关闭，开放幅度基本相等。

房、室间隔与二、三尖瓣在心脏中央形成"十"交叉，二、三尖瓣关闭时"十"字更为清晰，但二、三尖瓣在室间隔的附着位置不在同一水平，三尖瓣更近心尖，而二尖瓣更近心底。

四腔心切面上可清楚显示左、右房室连接关系及左心房与肺静脉的连接关系。

（2）左心室流出道切面：显示心尖四腔心切面后，探头声束平面向胎儿头侧略倾斜，即可显示出左心室流出道切面（心尖五腔切面）（图 5-14）。如从胸骨旁四腔心切面开始，则探头声束平面向胎儿左肩部旋转 30°略向心室前壁倾斜，可获得胸骨旁左室长轴切面，此时可观察升主动脉前壁与室间隔相连续，后壁与二尖瓣前叶延续。

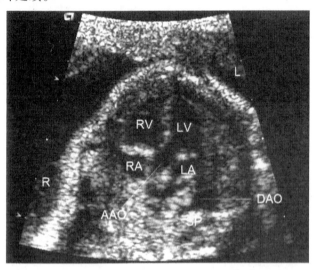

LV：左心室；RV：右心室；LA：左心房；RA：右心房；
AAO：升主动脉；DAO：降主动脉；SP：脊柱；L：左侧；
R：右侧

图 5-14　胎儿左室流出道切面

（3）右心室流出道切面：显示心尖五腔切面后，探头声束平面再向胎儿头侧稍倾斜，即可获得右心室流出道、肺动脉瓣及肺动脉长轴切面（图 5-15）。在探头倾斜的过程中可动态观察到主动脉和肺动脉起始部的交叉以及左、右心室与主、肺动脉的连接关系。

（4）三血管-气管平面：显示右心室流出道切面后，声束平面再向胎儿头侧稍倾斜，即可获得三血管-气管平面（图 5-16）。在该切面上，从左至右依次为主肺动脉和动脉导管的延续、主动脉弓的横切面、气管及上腔静脉的横切面，气管位于主动脉弓与上腔静脉之间的后方，且更靠近主动脉弓。三者内径大小关系为：肺动脉 > 主动脉弓 > 上腔静脉。主动脉弓与主肺动脉和动脉导管的延续排列关系类似"V"形，动态下主动脉弓和主肺动脉通过动脉导管相互延续，彩色多普勒显示两者血流方向一致，均为蓝色或红色。

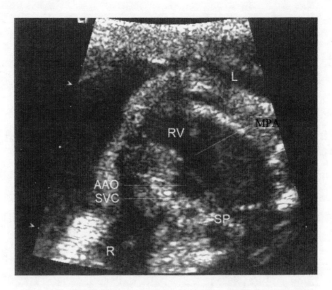

RV：右心室；AAO：升主动脉；SVC：上腔静脉；SP：脊柱；L：左侧；R：右侧；MPA：主肺动脉

图5-15 胎儿右室流出道切面

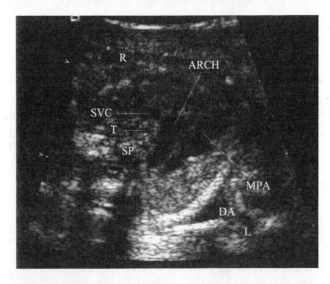

MPA：肺动脉；SVC：上腔静脉；ARCH：主动脉弓；DA：动脉导管；SP：脊柱；R：右侧；L：左侧；T：气管

图5-16 胎儿三血管-气管平面

五、胎儿腹部

膈肌是腹腔与胸腔的分界线。胸腹部矢状面和冠状切面（图5-17）均显示膈肌为一个光滑的薄带状低回声结构，随呼吸而运动，胎儿仰卧位时纵向扫查最清晰，若腹围较小且腹腔内未见胃泡，则要警惕是否存在有膈疝或膈肌发育不良。

使用高分辨率的超声诊断仪器，可准确地评价腹壁的完整性，脐带的附着位置、腹壁及腹腔内脏器异常。最常用腹部检查切面有膈肌冠状切面（图5-17）、上腹部横切面（图5-18）、脐带腹壁入口处横切面（图5-19）。

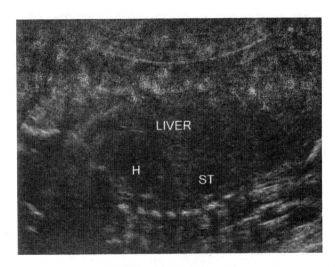

LIVER：肝脏；ST：胃泡；H：心脏

图 5 - 17　膈肌冠状切面

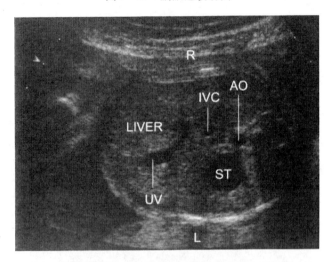

LIVER：肝脏；IVC：下腔静脉；AO：主动脉；ST：胃泡；
UV：脐静脉；R：右侧；L：左侧

图 5 - 18　上腹部横切面

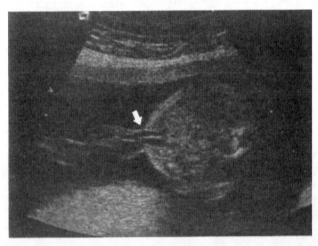

箭头所示为脐带腹壁入口

图 5 - 19　脐带腹壁入口处横切面

1. 肝脏。肝脏位于胎儿上腹部偏右侧，实质回声细小均匀（图 5 - 17，图 5 - 18），可见肝门静脉、脐静脉、肝静脉，脐静脉正对脊柱，不屈曲，向上向后走行，入肝组织和门静脉窦，在门静脉窦处与静脉导管相连通，静脉导管汇入下腔静脉。在晚期妊娠后几周，回声略低于胎肺回声。

2. 胆囊。胆囊在孕24周后即可显示，与脐静脉在同一切面，呈梨形，宽似脐静脉，内透声好，正常情况下位于中线脐静脉右侧，胆囊底近腹壁但与腹壁不相连，无搏动，囊壁回声较脐静脉的管壁回声强，也较厚。

3. 脾脏。位于胃后方的低回声结构，呈半月形，随孕龄而增长。

4. 胃。位于左上腹，比心脏稍低处，其大小与形状受吞咽的羊水量而改变，正常情况下，显示为无回声椭圆形或牛角形结构（图5－17，图5－18），蠕动活跃。若胎胃充盈不良或显示不清时，应在30～45min后复查。

5. 肠道。中期妊娠时，胎儿腹部横切面显示肠道呈管壁回声略强、内含小无回声区的蜂窝状结构（图5－19），当肠道回声接近或等同或强于脊柱回声，应进一步追踪观察，若同时出现羊水过多或肠管扩张等情况时，病理意义更大。正常情况下，晚期妊娠时结肠内径小于20mm，小肠内径不超过7mm，节段长度不超过15mm，若超过此径不能排除肠道梗阻可能。

六、胎儿泌尿生殖系统

1. 双肾。正常的双肾紧靠脊柱两旁，低于成人肾的位置，在旁矢状面上呈长圆形蚕豆样，横切时呈圆形（图5－20），右侧稍低于左侧。最初胎儿肾脏为均匀的低回声结构。随着妊娠的进展，可见到更为详细的内部结构。等回声的肾皮质包绕在低回声的锥形髓质周围，中央强回声区为集合系统，肾外周为肾周脂肪囊。

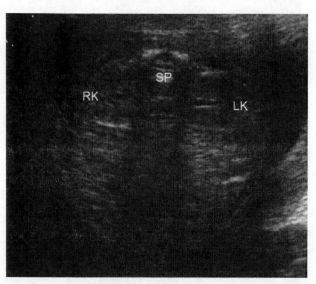

RK：右侧肾脏；LK：左侧肾脏；SP：脊柱
图5－20　胎儿肾脏横切面

2. 肾上腺。在肾脏内侧的前上方可见一弯眉状或米粒状的低回声区，其内部中央有一线状强回声，即为肾上腺。在横切肾脏后稍向上方（头侧）平移探头即可显示。

3. 膀胱。位于盆腔，呈圆或椭圆形无回声区。膀胱容量不定或过度充盈时，要在30～45min后复查以排除泌尿系异常。

在膀胱两侧壁外侧可见两条脐动脉伸向腹壁与脐静脉共同行走于脐带中（图5－21），单脐动脉时，只见膀胱一侧有脐动脉显示。

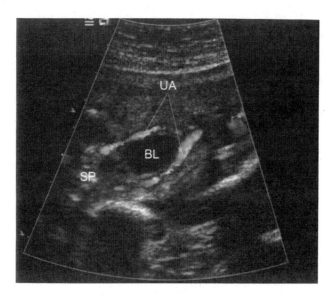

BL：膀胱；UA：脐静脉；SP：脊柱
图 5 - 21 胎儿膀胱水平横切面

4. 胎儿外生殖器。男胎外生殖器较女胎者易显示。男胎外生殖器可显示阴囊、睾丸、阴茎。女性外生殖器可显示大阴唇及阴蒂。

孕 18 周后，阴囊和阴茎可清晰显示（图 5 - 22）。

孕 22 周后，大阴唇可清晰显示（图 5 - 23）。

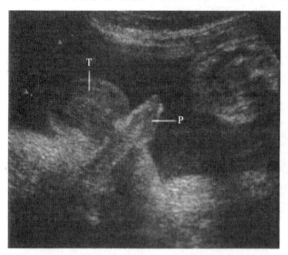

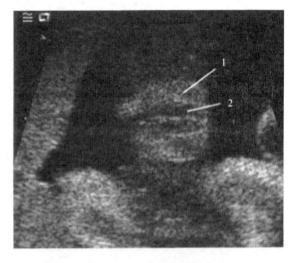

T：阴囊内睾丸；P：阴茎
图 5 - 22 胎儿男性外生殖器矢状切面

1. 大阴唇；2. 小阴唇
图 5 - 23 胎儿女性外生殖器冠状切面

七、胎儿脊柱

脊柱在胎儿超声诊断中是十分重要的结构。对胎儿脊柱的超声检查要尽可能从矢状切面、横断面及冠状面三方面观察，从而可以更为准确全面地发现胎儿脊柱及其表面软组织的病变情况。但是超声不能发现所有的脊柱畸形。胎儿俯卧位时容易显示胎儿脊柱后部，而仰卧位时难以显示。臀位或羊水较少时胎儿骶尾部较难显示。

1. 脊柱矢状切面检查。孕 20 周以前，矢状扫查可显示出脊柱的全长及其表面皮肤的覆盖情况。在此切面上脊柱呈两行排列整齐的串珠状平行强回声带，从枕骨延续至骶尾部并略向后翘，最后融合在一起（图 5 - 24）。在腰段膨大，两强回声带增宽，两强回声带之间为椎管，其内有脊髓、马尾等。

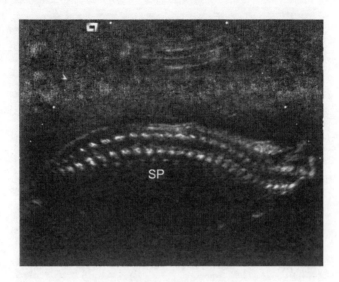

SP：脊柱

图 5 - 24 胎儿脊柱矢状切面

2. 脊柱横切面检查。该切面最能显示脊椎的解剖结构，横切面上脊柱呈三个分离的圆形或短棒状强回声，两个后骨化中心较小且向后逐渐靠拢，呈"∧"字形排列，其中较大者为椎体骨化中心（图5 - 25）。

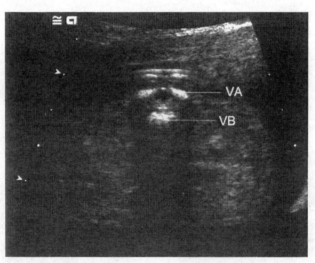

VA：椎弓；VB：椎体

图 5 - 25 胎儿脊柱横切面

3. 脊柱冠状切面检查。在近腹侧的冠状切面上可见整齐排列的三条平行强回声带，中间一条反射回声来自椎体，两侧的来自椎弓骨化中心（图5 - 26）。在近背侧的冠状切面上，脊柱仅表现为由两侧椎弓骨化中心组成的两条平行强回声带，中央的椎体骨化中心不显示。该切面对于半椎体的观察很有效。

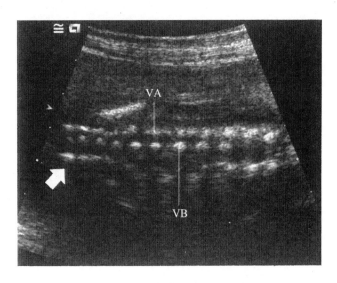

VA：椎弓；VB：椎体；箭头所示为尾椎

图5-26　胎儿脊柱冠状切面

八、胎盘、羊水及脐带

1. 胎盘。胎盘形成于孕6~7周，于孕12周开始有功能，胎盘也是随胎儿生长发育而发育的器官，故其超声声像亦随孕周发展而不同。超声所观察的内容包括胎盘所在位置、大小、数目、内部回声、成熟度、下缘与宫颈内口关系、胎盘后结构回声以及胎盘内多普勒血流情况等。

（1）胎盘功能：①气体交换（氧气和二氧化碳的交换）。②营养物质供应（葡萄糖、氨基酸、自由脂肪酸、电解质及维生素等）。③排出胎儿代谢产物（尿素、尿酸、肌酐、肌酸等）。④防御功能（即屏障作用）。⑤合成功能（激素和酶）。

（2）正常胎盘的超声图像：胎盘呈均质性回声，于孕8周开始可以辨认。胎盘的胎儿面有光滑的羊膜覆盖，母体面与子宫相接。

孕10~12周其边缘可清晰显示，随孕周增长而长大。

孕足月时，呈扁圆形盘状，重约500g。直径16~20cm，厚1~3cm，中间厚，边缘薄。

胎盘的超声声像分为三部分：①胎盘绒毛膜板：胎盘的胎儿面，于羊水与胎盘实质之间。②胎盘基膜：胎盘的母体面，于胎盘实质与子宫肌层之间。③胎盘实质：胎盘绒毛膜板与基膜之间的胎盘组织。

超声根据上述三部分的不同阶段的声像特点，将胎盘成熟情况分为四度。临床上通常用胎盘分级来估计胎盘功能和胎儿成熟度，见表5-1。

表5-1　胎盘声像分级

级别	绒毛膜板	胎盘实质	基膜
0 级	直而清晰，光滑平整	均匀分布，光点细微	分辨不清
Ⅰ 级	出现轻微的波状起伏	出现散在的增强光点	似无回声
Ⅱ 级	出现切迹并伸入胎盘实质内，未达到基膜	出现逗点状增强光点	出现线状排列的增强小光点，其长轴与胎盘长轴平行
Ⅲ 级	深达基膜	出现有回声光环和不规则的强光点和光团，可伴声影	光点增大，可融合相连，能伴有声影

（3）影响胎盘发育和成熟的因素：①加速胎盘成熟的因素：妊娠合并高血压、肾病、妊高征及胎儿宫内生长迟缓。②延迟胎盘成熟的因素：妊娠期糖尿病、母子Rh因子不合等。

2. 羊水。

（1）羊水产生：妊娠早期，羊水可能是通过母体血清经胎膜进入羊膜的透析液。胎儿循环建立后，胎儿体内的水分及小分子物质通过胎儿皮肤，也可形成一部分羊水。也有人认为妊娠早期的羊水主要由羊膜上皮细胞分泌产生。

孕 18～20 周起羊水主要或完全来自于胎儿尿液。

正常足月胎儿每天产生的羊水量相当于吞咽的羊水量。

羊水有三条吸收途径：胎儿吞咽羊水，胎儿体表吸收，胎盘和脐带表面的羊膜上皮吸收。

（2）羊水量：羊水量的估计是评价胎儿肾脏功能的重要指标。羊水量正常表明尿道通畅且至少一侧肾功能正常，羊水过少表明可能存在胎儿泌尿道畸形。

正常时，羊水量随妊娠的增长而增多，妊娠 34～38 周可达到或超过 800ml。足月妊娠时，羊水量小于 300ml，称羊水过少。羊水量超过 2 000ml，称羊水过多。

（3）羊水的超声测量方法：应用超声评估羊水量是对胎儿评价的一项重要内容。

1）羊水指数（Amniotic Fluid Index，AFI；单位：cm）；以母体脐部为中心，划分出左上、左下、右上、右下四个象限，分别测量四个象限内羊水池的最大深度，四个测值之和为羊水指数。羊水指数对晚期妊娠羊水过多和正常羊水量的测定是相当可靠的，而对诊断羊水过少是不准确的。

正常范围：10～20cm。

在孕 37 周前 AFI≤8cm，或孕 37 周后 AFI≤5cm，为羊水过少。

在孕 37 周前 AFI≥24cm，或孕 37 周后 AFI≥20cm，为羊水过多。

2）羊水最大深度（单位：cm）：寻找宫腔内羊水最大暗区，内不能有肢体或脐带，测量此暗区的垂直深度。最大深度≤2.0cm 为羊水过少，≥8.0cm 为羊水过多。

3．脐带。

（1）脐带的形成：孕 2 周左右，胚外体腔消失，羊膜将尿囊、尿囊血管、卵黄囊及其周围的胚外中胚层、血管包裹形成脐带。左侧尿囊静脉变为脐静脉，右侧尿囊静脉退化。两条尿囊动脉则变成脐动脉，含水量丰富的华通氏胶包裹在脐带血管的周围，起保护作用。

（2）脐带的作用：连接胎盘和胎儿，胎儿通过脐带血循环与母体进行营养和代谢物质的交换。一条脐静脉将来自胎盘的含氧量高的血液输入胎体，与胎儿肝内的左门静脉相连。两条脐动脉绕过膀胱两侧与胎儿的髂内动脉相连，将来自胎儿的含氧量低的混合血输注到胎盘内进行物质交换。

（3）脐带的超声表现。

1）二维声像图表现：在孕 8 周时可显示，正常脐带纵切时呈螺旋状排列（因脐血管长于周围结缔组织），横切时，呈一大两小的三个环状结构。大圆环为脐静脉，两个小圆环则为脐动脉，与胎盘相连处为蒂部，与胎儿相连处为根部，蒂部应附着在胎盘的中央或偏中央部位，根部应与胎儿腹部正中相连。

2）彩色多普勒表现：最易观察脐带的异常及估计脐带的长度。依血流与探头方向不同，显示为红、蓝、蓝或蓝、红、红的三血管螺旋状排列。

3）频谱多普勒表现：正常情况下 PI、RI、S/D 随孕周增大而降低，孕 7 周脐动脉阻力大，只可测到脐动脉收缩期血流信号，孕 14 周后，所有胎儿都应该出现舒张期血流，通常晚孕期 S/D 比值低于 3.0。

第三节　中晚期妊娠常用的超声参数测量

一、双顶径

双顶径（Biparietal Diameter，BPD）测量标准切面：胎头横切时的丘脑平面（头颅外形呈卵圆形，颅骨对称，可见透明隔腔，两侧对称的丘脑，两丘脑之间的第三脑室和侧脑室后角）。

有三种测量方法：

（1）测量近侧颅骨外缘至远侧颅骨内缘间的距离（图5-27）。

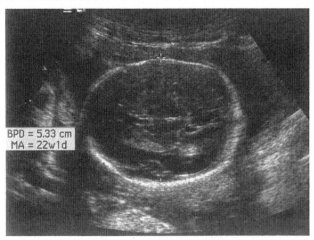

图5-27 22周胎儿双顶径测量

（2）测量远近两侧颅骨骨板强回声中点之间的距离。

（3）测量近侧颅骨外缘至远侧颅骨外缘间的距离。

采用第一种测量方法比较多见，即测量近侧颅骨骨板外缘至远侧颅骨内缘间的距离。如果超声仪器中设置有胎儿生长发育与双顶径的对照换算程序，则要明确该仪器使用的是哪一种测量方法。

注意事项：

（1）测量时不要将颅骨外的软组织包括在内。

（2）在孕31周前，BPD平均每周增长3mm，孕30～36周平均每周增长1.5mm，孕36周后平均每周增长1mm。

（3）受胎方位或不同头型或胎头入盆等因素的影响，晚孕期双顶径测值会出现较大偏差。

（4）在孕12～28周，测量值最接近孕周。

二、头围

头围（Head Circumference，HC）测量平面：同双顶径测量平面。

测量方法：

（1）分别测量颅骨最长轴和最短轴的颅骨外缘到外缘间的距离（图5-28），或颅壁中点的距离，即枕额径（OFD）和双顶径（BPD）。

$$HC = (BPD + OFD) \times 1.6$$

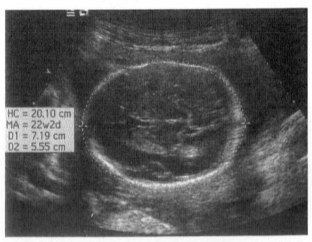

图5-28 22周胎儿头围测量

（2）用电子求积仪（椭圆功能键）沿胎儿颅骨声像外缘直接测出头围长度。

注意事项：

（1）测量值不包括颅骨外的头皮等软组织。

（2）不论胎头是圆形或长形，头围测量都可全面显示出胎头的实际大小，故在孕晚期，头围测量已基本上取代了双顶径测量。

三、腹围

腹围（Abdominal Circumference，AC）标准测量切面：胎儿腹部最大横切面，该切面显示腹部呈圆形或椭圆形（受压时），脊柱为横切面，胎胃及胎儿肝内门静脉1/3段同时显示（图5-29）。

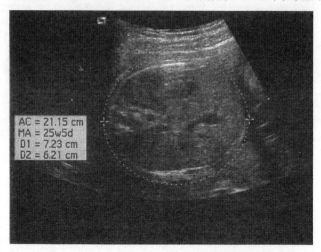

图5-29　25周胎儿腹围测量

测量径线：

（1）分别测量前后径及横径，测量腹部一侧皮肤外缘到另一侧皮肤外缘的距离。

腹围 = （前后径 + 横径）×1.57

（2）电子测量仪（椭圆功能键）沿腹壁皮肤外缘直接测量。

注意事项：

（1）腹围测量切面要尽可能接近圆形。

（2）肝内门静脉段显示不能太长。

（3）腹围与胎儿的体重关系密切。常用于了解胎儿宫内营养状况，若腹围小于正常值，则要小心胎儿是否有室内发育迟缓（IUGR）。

（4）股骨长/腹围×100%，该值 <20% 可能为巨大儿，>24% 可能有 IUGR。

（5）孕35周前，腹围小于头围；孕35周左右，两者基本相等；孕35周后，胎儿肝脏增长迅速，皮下脂肪积累，腹围大于头围。

四、股骨长度

股骨是最易识别的长骨，股骨测量适用于中晚期妊娠的孕龄评估，尤其在妊娠晚期，较其他径线测量值更有意义。

股骨长度（Femur Length，FL）测量标准切面：声束与股骨长径垂直，从股骨外侧扫查，完全显示股骨长轴切面，且两端呈平行的斜面。

测量值：测量点应在股骨两端的端点上（图5-30）。

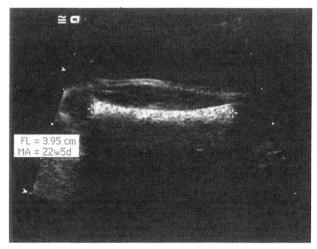

图 5 – 30   23 周胎儿股骨测量

注意事项：

（1）孕 30 周前股骨每周增长 2.7mm，在 31 ~ 36 周每周增长 2.0mm，在 36 周后每周增长 1.0mm。

（2）应从股骨外侧扫查，若从股骨内侧扫查，可见股骨有些弯曲，此为正常现象。

（3）当胎头测量估测孕周不准时，取股骨测量值。

也可参考 FL/BPD 及 FL/AC 比值：

若 FL/BPD 比值 <70%，则放弃 FL 测量。

若 FL/BPD 比值 <86%，则放弃 BPD 测量。

若 FL/BPD 比值在 71% ~86%（为正常范围），可进一步用 FL/AC。

若 FL/AC 比值 <20%，可能为巨大儿。

若 FL/AC 值 >24%，可能有 IUGR，应放弃 AC 测量。

（4）必要时测量另一侧股骨作对比。

（5）测量时须测量股骨的骨化部分，不要包括骨骺和股骨头。要显示长骨真正的长轴切面，如果长骨两端的软骨部分都能看到，说明该测量平面是通过长轴切面的。

（6）胎儿矮小症及胎儿骨骼发育畸形时不适用。

五、肱骨长度

肱骨长度（humerus length，HL）测量切面：完全显示肱骨，并且声束要与肱骨长径垂直，清晰显示出肱骨的两端。

测量径线：肱骨两端端点的距离（图 5 –31）。

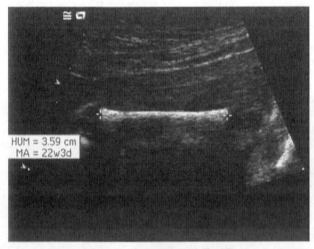

图 5 –31   23 周胎儿肱骨测量

注意事项:

(1) 早孕期或早孕早期,肱骨与股骨等长,甚至可以长于股骨。

(2) 必要时测量对侧肱骨作对比。

(3) 要测量肱骨真正的长轴切面。

(4) 在胎儿短肢畸形时,肱骨不适用于推测孕周。

股骨与肱骨测量值低于平均值的二个标准差以上,可认为股骨或肱骨偏短,低于平均值二个标准差以上 5mm,则可能有骨骼发育不良。

六、胎儿体重的估计

根据胎儿的一项或多项生物学测量值,经统计学处理,可计算出胎儿的体重。

估测胎儿体重的公式很多,不同的作者有不同的计算公式,但目前基本不需要临床超声工作者去按公式计算胎儿体重,因大多数的超声诊断仪都有产科胎儿发育与体重估计的计算软件,输入各超声测量值后,可迅速得出胎儿孕周及体重,非常方便,或者可采用查表法获得。

各项胎儿体重预测的超声参数,以胎儿腹围与体重关系最密切。准确的体重估测对指导临床决定分娩时机与方式意义重大,要获得较准确的胎儿体重,须注意以下几点:

(1) 标准切面的准确测量。

(2) 测量多项生物学指标,尤其当胎儿生长不匀称时。

(3) 多次测量获得平均测量值(一般测 3 次),以缩小测量的误差。

要获得准确的超声测量值,最好在实际工作中,积累经验,对计算公式加以校正,若能采用自己采取的资料统计而得的公式或关系图表,误差会减到最小范围。

第四节　流产

妊娠不满 28 周自行终止者,称为自然流产。终止于 12 周以前称为早期流产,发生在 12 周后称为晚期流产。早期流产为一发展过程,可分为先兆流产、难免流产、不完全流产、完全流产、胚胎停育。

一、病因病理

根据妊娠的不同阶段和发展过程,临床症状不同。①先兆流产:子宫颈口未开,妊娠物未排出,仍有可能继续妊娠。②难免流产:阴道流血增多,腹痛加重,宫颈口已扩张,临床诊断并无困难,超声检查的目的是了解妊娠物是否排出完全。③不全流产:妊娠囊已排出,宫腔内仍残留部分组织物及血块,初期阴道出血较多,妇科检查宫颈口可见活动性出血或组织物堵塞。不全流产组织物残留时间较长时,表现为不规则少量阴道流血,妇科检查没有阳性体征。如果组织物残留时间过长,可并发感染,临床上出现发热、白细胞增多等表现,为感染性流产。④完全流产:阴道出血停止,宫颈口闭合,子宫缩小。胚胎停育是指胚胎已经死亡但未自然排出,也属于难免流产。

二、声像图特征

根据各种不同的类型,声像图表现有所不同。

1. 先兆流产。

(1) 超声表现:宫腔内见妊娠囊,孕囊位置正常,可见胎心搏动,胚胎大小符合孕周。宫颈内口紧闭。胚囊与子宫壁之间可见少量液性暗区(绒毛膜下血肿)(图 5 - 32)。

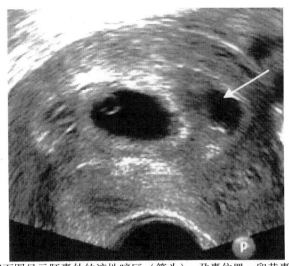

子宫纵切面图显示胚囊外的液性暗区（箭头），孕囊位置、卵黄囊形态正常

图 5 - 32   先兆流产

（2）鉴别诊断。

1）难免流产：孕囊变形，孕囊位置下移或无胎心搏动，宫颈口已开。

2）双胎妊娠：先兆流产伴宫内局限性液性暗区时需与双胎妊娠鉴别，双胎妊娠可见两个孕囊声像，形态规则，呈圆形或类圆形，周边可见强回声环，囊内可见卵黄囊、胚芽。先兆流产时宫内的局限性液性暗区形状呈新月形，周边为子宫内膜回声，暗区内无卵黄囊、胚芽。

2. 难免流产。

（1）超声表现：可见剥离征象，宫颈口已开，妊娠囊下移达子宫下段或颈管内，胚胎可存活，也可无胎心搏动。

（2）鉴别诊断：宫颈妊娠：宫颈妊娠时，宫颈膨大，与宫体比例近 1：1，甚至大于宫体，宫腔内膜增厚并蜕膜化，宫颈内口闭合，胚芽可见胎心搏动。

3. 不全流产。

（1）超声表现：子宫小于孕周，宫腔线粗细不均，宫腔内可见不规则斑状、团状高回声（图 5 - 33），彩超示宫腔内不均质高回声区内无血流信号，但相邻局部肌层内可见丰富的血流信号，为低阻力的类滋养层周围血流频谱。

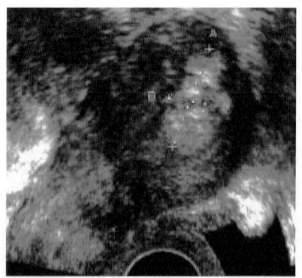

人流术后一周，仍有阴道流血来诊，子宫正常大小，宫腔内可见不均质高回声团，与子宫肌层分界清，CDFI 检测无明显血流信号

图 5 - 33   不全流产

（2）鉴别诊断。

1）子宫黏膜下肌瘤：形状呈类圆形，边界清楚，CDFI 检查可见环绕周边走行的血流信号。

2）子宫内膜息肉：形状呈类圆形，边界清楚，常为高回声，CDFI 可见血流信号自蒂部走向团块中心。

3）子宫内膜炎：宫腔线连续，内膜增厚，回声增强，并见少量液性暗区。

4）子宫内膜癌：内膜不均匀增厚，常呈局灶状，可伴宫腔内积液，侵犯肌层时与肌层分界不清，CDFI 检查子宫内膜内或内膜基底部可见条状或点状彩色血流信号，RI 小于 0.4。

4. 完全流产。超声表现：子宫大小接近正常，宫腔内膜已呈线状，宫腔内可有少许积血声像。

5. 胚胎停止发育。

（1）声像图特征：经阴道超声显像见不到胚胎心跳和以下任一项来确立：①声像图显示胚胎的长度超过 5mm（图 5 - 34）。②已确知妊娠囊至少在 6.5 孕周以上（孕龄确定依据以前的超声检查及体外受精胚胎移植时间）。怀疑有胚胎停育而不能确定诊断的超声所见有以下几点：①平均妊娠囊直径 > 8mm，而见不到卵黄囊。②平均妊娠囊直径 > 16mm 而见不到胚胎。③β - HCG 在 1 000mIU/ml 而见不到妊娠囊。怀疑有胚胎停育时，应进行超声随访，以明确诊断。

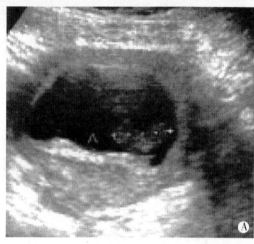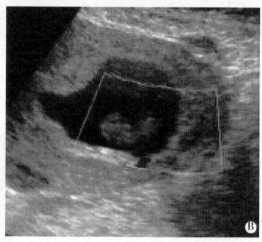

A. CRL 22mm，未见胎心搏动；B. CDFI 未见胎心闪烁

图 5 - 34　胚胎停止发育

（2）检查技巧：可经腹或经阴道扫查，经腹扫查时，被检查者适当充盈膀胱，检查者将探头置于下腹部，对子宫进行系列纵切面及横切面扫查，扫查后位子宫时，探头可适当向足侧偏斜，避免声束与宫腔平行造成回声失落。经阴道扫查时，被检查者排空膀胱，探头置入阴道紧贴宫颈及阴道穹隆，重点观察宫腔内有无孕囊，孕囊位置、形态，孕囊内有无胚芽及胎心搏动，宫颈是否闭合，最后扫查双侧附件区。

（3）点评：超声能向临床提供重要的辅助诊断信息，如妊娠囊的位置、形态、胚胎的大小及是否存活、宫颈口闭合等情况，以便临床医生对患者流产类型做出快速正确的诊断及处理，如先兆流产可行积极保胎治疗，难免流产及不全流产应及时清除宫腔内容物，而完全流产则可以避免不必要的清宫。

第五节　异位妊娠

异位妊娠是指受精卵种植在子宫体腔以外部位的妊娠。在所有妊娠中，0.5% ~1% 是异位妊娠，以输卵管妊娠最为多见，约占 95%，其中以输卵管的峡部和壶腹部最多。

　　输卵管有瘢痕的妇女或是通过辅助生殖技术怀孕的妇女，异位妊娠的危险度增加。由于盆腔炎症疾患发病率升高以及辅助生殖技术的增多，异位妊娠发病率增加。

　　患者可出现停经、阴道淋漓出血、腹痛，内出血也不少见。未破裂的输卵管妊娠无明显腹痛；流产型有腹痛但不剧烈；破裂型腹痛较剧烈，伴贫血；陈旧性输卵管妊娠不规则阴道流血时间较长，曾有剧烈腹痛，后呈持续性隐痛。体征：腹部压痛或反跳痛，宫颈举痛，宫体增大，宫旁可触及包块。

一、输卵管妊娠

（一）声像图特征

　　（1）宫腔内无胎囊，内膜增厚，可出现假妊娠囊（异位妊娠妇女宫腔内的血液或分泌物称为假妊娠囊。它与真妊娠囊的区别在于其内部没有卵黄囊及胚胎，囊的周围也没有双环征回声）。

　　（2）附件区包块：当宫外孕未破裂时，可表现为类妊娠囊的环状高回声结构，内为小液性暗区（图5-35）。有时可见妊娠囊，囊内可见有胎心搏动的胚胎或卵黄囊（图5-36）（停经6周以上）。在类妊娠囊的周围可记录到类滋养层周围血流频谱。宫外孕破裂时，附件区包块根据病程长短可表现为实性或囊、实性混合回声。经腹扫查不如经阴道扫查清晰，彩超有助于判断胚胎是否存活，存活胚胎可见小囊内有闪烁的血流。

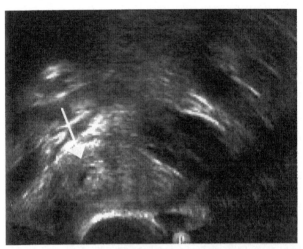

卵巢（OV）内侧见一包块，包块内见环状高回声结构（箭头）

图5-35　异位妊娠之输卵管光环

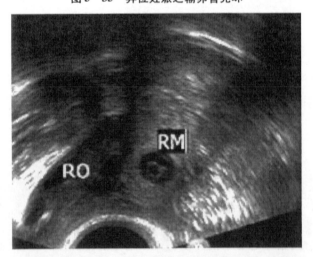

右侧附件区包块（RM），其内见妊娠囊，囊内见卵黄囊、胚芽及胎心搏动。RO：右侧卵巢信号

图5-36　异位妊娠胚胎存活

（3）有时患者腹腔内见大量的游离液体。

（4）彩色或频谱多普勒扫查时，附件包块周围的血流常常是高速低阻的血流。不过，多普勒对于异位妊娠的诊断意义不大，因为，无论有无多普勒血流特征，在"拟诊病例"中超声显示附件包块和子宫内没有妊娠囊的图像，诊断异位妊娠的概率已经高达90%。

（二）鉴别诊断

1. 宫内早早孕。早早孕时子宫稍增大，内膜明显增厚，宫内未见明显妊娠囊声像，与输卵管妊娠的子宫声像表现一致，但附件区无明显包块回声，动态观察，宫内可出现孕囊声像。

2. 黄体破裂。黄体破裂一般无停经史，腹痛突起。超声表现子宫未见明显增大，子宫内膜无明显增厚，宫内未见明确妊娠囊，患侧卵巢增大，部分附件区可见低回声包块，对称卵巢正常，盆腹腔可见积液。有时声像图上很难鉴别，可通过仔细询问病史及血 β - HCG 检查协助诊断。

（三）检查技巧

建议采用经阴道检查法，提高早期异位妊娠的检出率。先获取宫颈正中矢状切面，排除宫颈妊娠，再获取宫体矢状切面及横切面了解宫腔情况，然后探头向两侧摆动，在宫旁显示双侧卵巢声像，并在双侧附件区仔细寻找类妊娠囊结构或肿块。有时卵巢内黄体与卵巢外肿块鉴别困难，可用手推压腹部或移动探头，卵巢外肿块与卵巢间有相对运动。对于辅助生殖技术的患者，扫查发现宫内妊娠时，仍应仔细扫查双侧卵巢旁，排除宫内宫外同时妊娠。

（四）点评

当一个生育年龄的妇女出现盆腔疼痛和阴道出血，妊娠试验又是阳性行超声检查时，超声的解释应考虑临床表现。在临床拟诊病例有复杂附件包块时最有可能是异位妊娠，但是对于妊娠试验阴性的病例同样的超声所见却不能诊断异位妊娠。多普勒对异位妊娠诊断意义不大。

二、输卵管间质部妊娠

输卵管间质部妊娠是妊娠物种植在输卵管的壁内部分，即输卵管通过子宫角的部分。这是一种少见的异位妊娠，在辅助生殖技术妊娠的妇女中其发病率比自然怀孕的妇女要多。

（一）临床特征

输卵管间质部肌层较厚，妊娠可维持至14~16周才发生破裂。临床表现多为妊娠14~16周时突然腹痛，伴有脸色苍白、手脚冰冷、大汗淋漓等休克症状。妇科检查：子宫不对称性增大，一侧宫角明显突起。

（二）声像图特征

子宫增大，内膜增厚，宫腔内无孕囊结构，一侧宫角向外膨大突出，其内见妊娠囊。妊娠囊的侧方或上方肌层极少或根本就没有肌层。子宫内膜线在角部呈闭合状，与包块无连续关系（图5-37）。彩色多普勒在妊娠囊的周围可看到丰富血流信号。

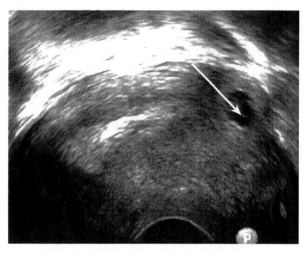

左侧宫角外侧可见一包块回声（箭头），包块内可见孕囊结构，包块外侧未见明显子宫
肌层回声，包块与子宫内膜未见明显连续关系

图 5 - 37　输卵管间质部妊娠

（三）鉴别诊断

间质部妊娠和偏心位置的子宫内妊娠可能有诊断上的困难，但是对它们的鉴别诊断特别重要。最能鉴别它们的超声图像是妊娠囊周围肌层的显像。若是偏心部位的妊娠囊，周围始终都包绕着正常厚度的肌层（5mm 或更厚），即为子宫内妊娠；若是包绕妊娠囊的肌层极少或根本没有，则诊断为输卵管间质部妊娠。

（四）检查技巧

经阴道超声行子宫纵切面及横切面扫查，在横切面图上比较左右宫角的对称性，如果一侧宫角向外膨大突出，内见孕囊结构，孕囊周围肌层极少则应考虑输卵管间质部妊娠。

（五）点评

输卵管间质部妊娠破裂会造成大出血，甚至危及生命。由于临床上较难诊断间质部妊娠，故超声辅助诊断变得十分重要。超声可以较早地做出诊断，指导临床及时处理。

三、子宫颈妊娠

子宫颈妊娠即妊娠物种植在宫颈。这种妊娠在自然怀孕中非常罕见。种植在宫颈内的妊娠囊可以生长到早期妊娠的中期，由于包绕妊娠囊的子宫颈部分随妊娠囊的增长而过度伸展，患者出现疼痛及阴道流血，若不迅速处理严重出血足以威胁孕妇的生命。

（一）临床特征

有停经史、早孕反应、阴道流血，起初为血性分泌物或少量出血，继而出现大量阴道流血。出血多为孕 5 周开始，在孕 7 周至 10 周出血常为多量出血。

（二）声像图特征

宫颈径线增大，妊娠囊位于子宫颈内，囊内常有卵黄囊及胚胎（图 5 - 38）。CDFI 显示宫颈肌层血管扩张，血流异常丰富，可见滋养层周围血流，宫颈内口关闭。早早孕时期，宫颈可不明显增大。

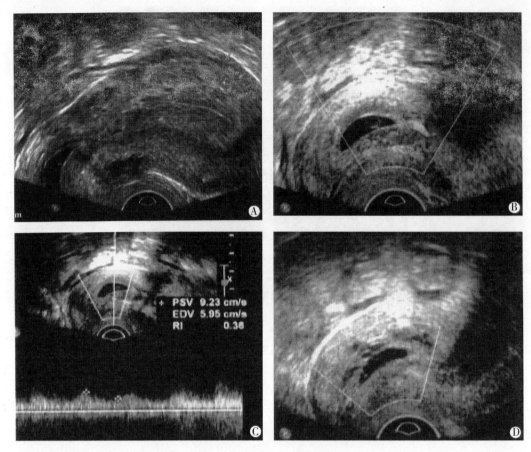

A. 经阴道超声扫查，宫腔内未见孕囊，子宫内膜增厚，宫颈内口闭；B. 经阴道超声扫查，宫颈管膨大，其内见妊娠囊，囊内见卵黄囊及胚芽，CDFI 宫颈肌层内血流信号异常丰富；C. PW 显示滋养层周围血流频谱；D. 宫颈妊娠介入治疗后第二天，妊娠囊形态欠规则，囊内回声不清晰，滋养层周围血流消失

图 5-38 宫颈妊娠

（三）鉴别诊断

子宫颈妊娠容易与进行中的自然流产相混淆。鉴别通常是根据子宫颈内的妊娠囊的显像做出诊断。子宫颈内有一个完整的、卵圆形的或是周围有厚厚的轮状回声的囊，高度提示子宫颈妊娠。若是囊内见到胚胎的胎心搏动，则子宫颈妊娠的诊断更加可靠。相反，若是囊塌扁，周围没有或几乎没有轮状回声，囊内也没有胚胎或是仅有死亡的胚胎，多半应诊断为进行中的自然流产。在不能确定诊断的时候，过一天再重复扫查有可能做出清楚的诊断，显像没有改变者为子宫颈妊娠，若是妊娠囊不显像或是显像有明显的改变，则表明是进行中的自然流产。

（四）检查技巧

在行超声检查时，对宫颈纵横切面扫查一般都能做出诊断。在不能明确诊断的时候，过一天再重复扫查有可能做出清楚的诊断。

（五）点评

临床早期诊断宫颈妊娠比较困难，超声是诊断宫颈妊娠的重要辅助手段。

四、剖宫产术后子宫瘢痕处妊娠

剖宫产术后子宫瘢痕处妊娠是一种宫内异位妊娠，胚胎着床于剖宫产子宫的瘢痕处，由于此处无正常的子宫肌层和内膜，绒毛直接侵蚀局部血管，局部血流异常丰富，如不警惕，宫腔操作时极易大出血，危及生命。

（一）临床特征

患者有剖宫产病史，有停经、早孕反应及阴道流血等。临床症状与宫颈妊娠及难免流产相似，容易误诊。

（二）声像图特征

孕早期表现为宫腔及颈管内无孕囊，宫颈管为正常形态，内外口闭，子宫峡部可向前突出，可见妊娠囊声像或杂乱回声结构，该处子宫肌层变薄，CDFI 检查局部肌层血流信号异常丰富，可记录到高速低阻的血流频谱（图 5 - 39）。

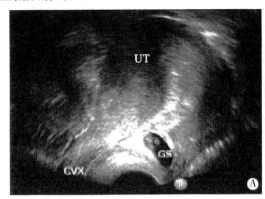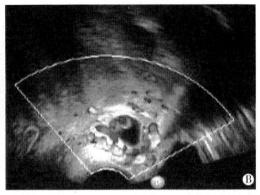

剖宫产术后一年，停经 47d，尿 HCG（+），经阴道超声检查，子宫稍增大，剖宫产切口处可见孕囊声像，其内可见胚芽及胎心搏动，该处子宫肌层变薄，宫颈管为正常形态。CDFI 检测局部肌层血流信号异常丰富（UT：子宫；GS：妊娠囊；CVX：宫颈）

图 5 - 39　瘢痕处妊娠

（三）鉴别诊断

1. 难免流产。宫腔内孕囊变形，妊娠囊下移达子宫下段或颈管内，宫颈内口可处于张开状态，孕囊周围肌层厚度正常，CDFI 检查无异常血流信号。

2. 宫颈妊娠。宫颈膨大，宫颈管内见孕囊结构，宫颈内口闭合，子宫峡部不突出。

（四）检查技巧

对于有剖宫产病史，临床拟早孕患者行超声检查时，如果发现孕囊位置位于峡部，应警惕瘢痕部位妊娠。重点观察前壁肌层的厚度及局部肌层血流信号的情况。如果肌层菲薄，肌层血流信号异常丰富，应考虑此病。

（五）点评

剖宫产术后瘢痕处妊娠时胚胎着床于瘢痕处，此处无正常肌层及内膜，绒毛直接侵蚀局部血管，局部血流异常丰富，如不警惕，行人工流产时极易大出血、穿孔甚至危及患者生命。准确地超声诊断对临床处理起到决定性的作用。

五、残角子宫妊娠

（一）临床特征

残角子宫为先天发育畸形，由于一侧副中肾管发育不全所致。残角子宫往往不与另一侧发育较好的子宫腔相通，但有纤维束与之相连。残角子宫妊娠是指受精卵种植于子宫残角内生长发育。残角子宫妊娠受精方式可能有两种情况：一是精子经过对侧输卵管外游至患侧输卵管内与卵子结合而进入残角；一是受精卵经对侧输卵管外游至患侧输卵管而进入残角着床。残角壁发育不良，不能承受胎儿生长发育，常于妊娠中期发生残角子宫破裂，引起严重内出血，症状与输卵管间质部妊娠相似。

（二）声像图特征

子宫稍增大，宫腔内见增厚的蜕膜回声，子宫一侧见一包块，内有妊娠囊，可见胚胎或胎儿，囊外有肌层回声，包块与子宫紧贴或有蒂相连（图5-40）。

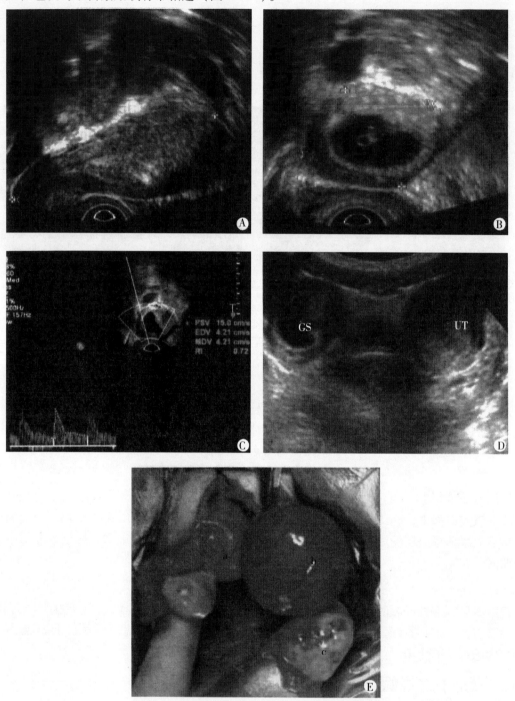

A. 经阴道超声扫查宫腔内未见妊娠囊；B. 子宫右侧包块，其内见妊娠囊，囊内见胚芽及胎心，妊娠囊外有低回声肌层包裹；C. CDFI 妊娠囊外低回声内探及子宫动脉频谱；D. 经腹部超声扫查，包块距离子宫较远；E. 术中见残角子宫妊娠（b），右侧卵巢增大，内见黄体（c），残角子宫与子宫（a）间见索带相连

图5-40 残角子宫妊娠

（三）检查技巧

对于临床拟早孕行超声检查时，如果宫内未见妊娠囊，应重点扫查左右盆腔，范围尽可能大，如果在子宫一侧见到球形包块，包块内见孕囊回声，孕囊周围见低回声的肌层回声即可诊断。

（四）点评

残角子宫妊娠少见，如果不及时诊断，继而发生残角破裂会导致大出血，甚至危及患者生命。超声检查可早期发现残角子宫妊娠，确诊后应及早手术，切除残角子宫。

六、腹腔妊娠

（一）临床特征

腹腔妊娠是一种罕见的妊娠囊种植在腹腔的妊娠。这类妊娠的发生有两种途径，一种是妊娠囊直接种植在腹腔，另一种是异位妊娠先发生在输卵管，以后由于输卵管妊娠破裂或者妊娠囊从输卵管伞端排出，妊娠囊再种植于腹腔。

（二）声像图特征

在早期妊娠的前、中期，超声不可能区分腹腔妊娠和其他异位妊娠。在早期妊娠的晚期或更晚一些的时候，只要显示子宫外有存活的胎儿就高度提示是腹腔妊娠。因为输卵管妊娠不可能达到如此巨大的妊娠。由于腹腔妊娠可以接近子宫底部，必须仔细确定子宫的轮廓，才能确定妊娠囊是在子宫的外面。有时为了明确这一点需要行阴道超声扫查。

第六节　多胎妊娠

一次妊娠宫腔内同时有两个或两个以上胎儿时称为多胎妊娠，双胎妊娠多见。由于辅助生殖技术发展广泛开展，多胎妊娠的发生率明显增加。

多胎妊娠的成因有二：一是由于超过一个卵子排出并受精而成。这类多胞胎儿的基因各异，并且都具有独立的羊膜（多羊膜型）、绒毛膜及胎盘（多绒毛膜型）。第二类多胎妊娠是由单一受精卵形成的胚胎质分裂为两个或以上基因相同的胎儿。这类多胞胎儿则可能共享同一个胎盘（单绒毛膜）、同一羊膜囊（单羊膜），甚至胎儿器官，视乎分裂在何时出现。

以单卵双胞胎而言，有1/3胚胎质在受精三天内分裂，每个胎儿各有独立的胎盘及羊膜囊（双绒毛膜双羊膜）。若胚胎在受精第四天或以后才分裂，胎儿各自有其羊膜囊但共享一个胎盘（单绒毛膜双羊膜型），单绒毛膜型胎盘可能带有互通双胎的血管。若在第九天或以后分裂，则会造成单绒毛膜单羊膜胎盘；而在第十二日以后分裂，则可能会造成连体双胞胎。

一、多胎妊娠声像图

妊娠6周前超声还不能清楚地检出胚胎及其心跳，可以通过计数妊娠囊（图5-41A）和卵黄囊的数目来判断妊娠的数目。大多数情况是每一个妊娠囊内都有和胚胎个数一样多的卵黄囊。妊娠6周以后则以计数有心跳的胚胎（或胎儿）数来确定胎儿的个数（图5-41B）。随着孕周增加，各个胎儿分辨清楚，检查各胎儿时分别从胎头沿脊柱追踪观察头、颈、胸、心脏、腹部、肢体，分别测量，注意胎儿间有无胎膜相隔，胎儿间有无联系，排除联体双胎。

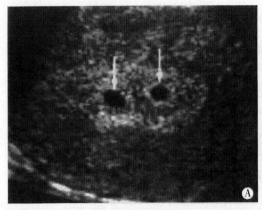
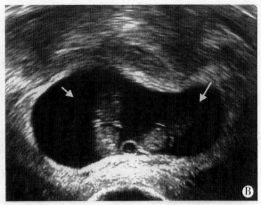

A. 妊娠 5 周，子宫横切面声像图显示 2 个妊娠囊，囊内未见卵黄囊及胚胎，囊之间有厚隔膜；

B. 妊娠 8 周子宫横切面声像图显示 2 个胎儿，每一胎儿都有羊膜包绕（箭头），仅有一个妊娠囊

图 5 - 41　双胎妊娠

通过声像图追踪发现，妊娠 6 周以前检出的妊娠个数可能少于或多于实际妊娠的个数（图 5 - 42）。早期声像图计数的妊娠个数可能多于以后妊娠的个数，这是由于会有 1 个或更多个胚胎不发育，甚至连同其妊娠囊也被吸收的缘故。早期的声像图计数少于以后的妊娠个数，这是因为早期的妊娠囊大小有差异，在超声图上有的能看到有的还不能看到的缘故。

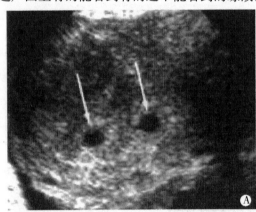
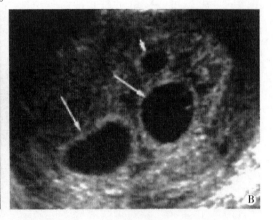

A. 孕 5 周时声像图显示子宫内为两个妊娠囊，囊内未见卵黄囊及胚胎（箭头）；B. 10d 后仍能见到原来的妊娠囊（长箭头），并能见到第三个较小的妊娠囊（短箭头），三个妊娠囊内均见到有胎心搏动的胚胎，后来的声像图显示三个胚胎正常发育，并分娩三个正常的新生儿

图 5 - 42　三胎妊娠

二、产前判断绒毛膜性的重要性

（1）妊娠临床结局的主要决定因素是绒毛膜性，而非同卵/异卵性。

（2）在单绒毛膜双胎中，流产、临产死亡、早产、胎儿生长迟缓及胎儿畸形的发生率远高于双绒毛膜双胎。

（3）若单绒毛膜双胎的其中一个胎儿死亡，另一胎儿有很大机会突然死亡或出现严重神经受损。

三、超声多胎妊娠绒毛膜性的判断

要验证是单卵或双卵双胞，唯一方法是 DNA 纹印鉴证，而这要借助羊膜腔穿刺、绒毛取样或脐带穿刺等侵入性检查。而判断绒毛膜性，则可透过超声检查胎儿性别、胎盘数目及双胎间之隔膜而得知。异性别双胞胎必然是双卵双胞，因此亦必是双绒毛膜双胞胎；然而，约 2/3 的双胞胎的性别相同，这种情况下，单卵或二卵双生均有可能。同样地，若双胞胎各有独立分开的胎盘，则胎盘必为双绒毛膜性。

然而，在大部分双胎中的两个胎盘融合，故不能单靠此分辨胎盘的绒毛膜性。

在双绒毛膜双胎中，双胎间之隔膜包含一层绒毛组织，夹在两层羊膜之间；而在单绒毛膜双胎中，隔膜间并没有这层绒毛层。判断绒毛膜性的最佳方法和时间，是在孕6～9周进行超声检查。若在双胎之间观察有一层厚膜分隔，该厚膜便为绒毛层，可确定是双绒毛膜，否则便是单绒毛膜。这层厚隔会渐渐变薄，形成双胞膜的绒毛成分，但在膜底部则仍然保持厚度，成三角形状或"人"字状，这种超声特征又叫"双胎峰"（图5-43）。

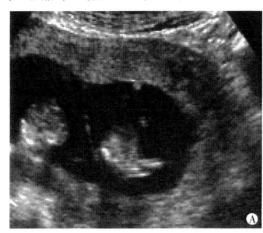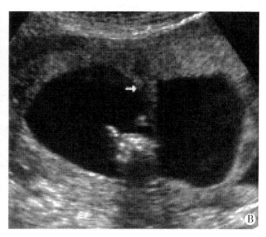

在双绒毛膜妊娠中，隔膜底部出现"人"字状声像即"双胎峰"

图5-43　孕13周单绒毛膜（A）和双绒毛膜（B）双胎声像图

在10～13周以后超声检查双胞胎间隔膜底部有否出现"人"字状，亦能可靠地分辨绒毛膜性。但随孕周增长，平滑绒毛膜会消退，"人"字状便渐渐变得难以辨认，至20周时，只有85%的双绒毛膜妊娠会出现"人"字状。故此，在20周及其后没有发现"人"字状并不构成单绒毛膜的证据，亦不能排除双绒毛膜或二卵双生的可能性。相反，由于没有单绒毛膜妊娠会在10～13[+6]周扫描后出现"人"字状，因此在任何时候发现这特征，均可作为双绒毛膜的证据。

四、多胎妊娠的并发症

（一）双胎体重生长不协调

1. 临床特征。双胎之间（可发生在双卵双胎或单卵双胎中）生长不协调的定义为双胎体重相差20%以上。据报道可发生于23%的双胎妊娠。

2. 声像图特征。

（1）双胎体重相差20%或以上可提示双胎体重生长不协调：双胎体重相差百分比的计算方法：（A-B）×100%/A，A为体重较重的胎儿，B为体重较轻的胎儿。

（2）比较双胎的腹围可相对较准确地预测双胎体重生长不协调：24周后双胎腹围相差20mm或以上，对预测双胎体重生长不协调的阳性预测值为85%（图5-44）。

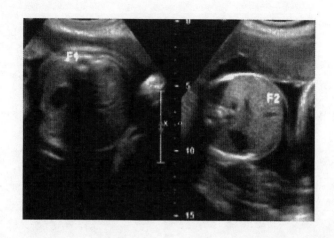

F1：胎儿 AC 278mm；F2：胎儿 AC 229mm

图5-44 双胎体重生长不协调

（3）超声发现体重较小的胎儿羊水过少也是危险因素：体重和羊水均不协调的双胎的预后较单纯体重生长不协调的预后差。前者的死亡率、颅内出血、产后心肺复苏均较后者高。

3. 鉴别诊断。双胎输血综合征：常发生在单绒毛膜双羊膜双胎妊娠中，而双胎体重生长不协调可发生在各种类型的双胎妊娠中。前者除了双胎体重相差20%或以上外，还存在其他异常，Ⅰ期一胎儿羊水过多，一胎儿羊水过少；Ⅱ期羊水过少的供血儿膀胱不充盈；Ⅲ期供血儿脐动脉频谱异常；Ⅳ期羊水过多的受血儿出现水肿；Ⅴ期出现一胎儿或二胎儿死亡。

4. 点评。双胎生长不协调易发生早产、死产，较小胎儿发生低体温、低血糖等。超声能较准确判断双胎儿的大小，提示双胎儿生长不协调，对临床监测、处理等有非常重要的指导意义。

（二）双胎之一死亡

1. 临床特征。双胎之一死亡可以是双绒毛膜双胎或单绒毛膜双胎中的一胎儿死亡。

2. 声像图特征。

（1）如果早孕期超声确诊为双胎妊娠，在以后的检查中仅发现一存活的胎儿，可诊断一胎儿死亡。

（2）早孕期双胎之一死亡者，宫腔内可以见两个孕囊回声，但只能显示一个孕囊内有发育正常的胚胎，而另一孕囊内胚胎组织少，无心管搏动，卵黄囊过大或消失。

（3）早孕晚期或中孕早期双胎之一死亡者，死亡胎儿可有人形，但内部结构难辨，有时可有少量羊水，有时仅能见一空囊，内见杂乱回声。

（4）中孕中晚期或晚期双胎之一死亡者，可以显示一死亡胎儿的图像，表现为颅骨严重变形，重叠，形态小，头皮或全身水肿，内部器官结构模糊，羊水少，无心脏搏动等。如能显示股骨或肱骨，可根据其测量值来估计胎儿死亡时间（图5-45）。

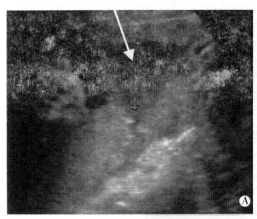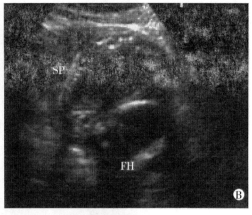

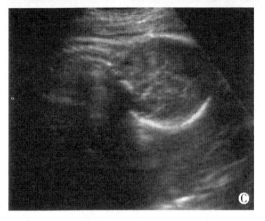

A. 双胎儿羊水回声明显不同，死胎儿羊水内密集低回声光点（箭头）；B. 死胎儿蜷曲结构不清晰；C. 另一正常胎儿。SP：脊柱；FH：胎头

图 5-45　双胎之一死亡

3. 点评。早期妊娠双胎之一死亡，对孕妇及存活胎儿影响极少。但是，中、晚期妊娠双胎之一死亡，可明显增加存活胎儿的病死率和发病率，尤其是单绒毛膜双胎发病率更高。往往表现为神经系统和肾等功能受损。超声可判断绒毛膜性，双绒毛膜双胎存活胎儿绝大部分活胎儿出生后无明显并发症。同时，超声可监测存活胎儿的情况。

（三）联体双胎

1. 临床特征。联体双胎是指单卵孪生体部分未分离，在身体某部位互相连接的先天畸形。联体双胎的分型有头部联胎、胸部联胎、腹部联胎、脐部联胎、臀部联胎、双上半身联胎、面部寄生胎等。

2. 声像图特征。联体双胎类型不同，表现亦不同。

（1）仅有一胎盘，羊膜隔膜不能显示，仅有一个羊膜腔。

（2）两胎胎体的某一部位相连，不能分开，相连处皮肤相互延续（图 5-46，图 5-47）。

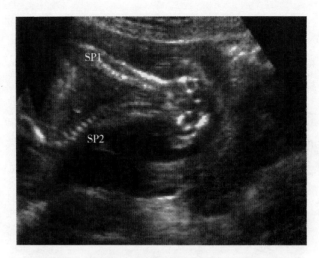

双胎身体上半身颈、胸、腹部均融合，可见两个脊柱
回声（SP1、SP2），未见颅骨光环

图 5 - 46　18 周联体双胎

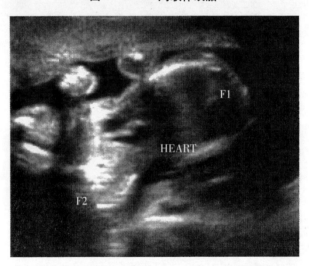

横切面可见双胎儿共用一个心脏

图 5 - 47　23 周联体双胎

（3）胎儿在宫内的相对位置无改变，总是处于同一相对位置，胎动时也不发生改变。

（4）仅有一条脐带，但脐带内的脐血管数增多，超过 3 条。

（5）早孕期超声检查时，如果胎儿脊柱显示分叉时应高度怀疑联体双胎的可能，应在稍大孕周进行复查。

（6）寄生胎为不对称性联体双胎，表现为两胎大小不一，排列不一，一胎儿器官正常发育，而另一较小的寄生胎未能发育成形，声像图上有时类似肿物样图像。

3. 检查技巧。超声诊断联体双胎时应特别谨慎，国外专家推荐至少复查一次超声检查。扫查时注意以下问题：①未分开的皮肤轮廓在同一解剖断面必须是恒定的表现，胎动时两胎之间的皮肤无错位现象，这样才能避免假阳性诊断。②双羊膜囊双胎之间的隔膜超声可能显示不清，两胎儿紧挨在一体时易造成联胎的假象。如果能显示隔膜，可排除联胎的可能。③双胎大小不一致时不能排除联体双胎，尤其是腹部、背部寄生胎，较小的寄生胎可能漏诊或误诊。④非常严重的联体双胎可能掩盖联体双胎的声像特征而形成一个巨体单胎的假象，应引起注意。

4. 点评。超声能准确地诊断联体双胎，判断联胎部位及其程度，为临床处理提供帮助。超声确诊为联体儿时，如需终止妊娠，妊娠 26 周前可行引产术，妊娠 26 周后一般宜剖宫取胎。

（四）无心畸胎序列征

1. 临床特征。无心畸胎序列征又称双胎动脉反向灌注综合征。是单卵双胎的独特并发症。无心畸形双胎有四种不同的类型：①无头无心型：最常见（图 5 - 48）。其特征是颅骨缺失，上肢可缺失；②部分头无心型：可有部分发育的头部和大脑，躯干四肢可能存在；③无形无心型：胎儿为无定型团块或呈"水滴"样。④无心无躯干型：头部存在，脐带直接与头部相连或头部直接附着在胎盘上。无心畸胎对双胎均是一种致死性的严重畸形。

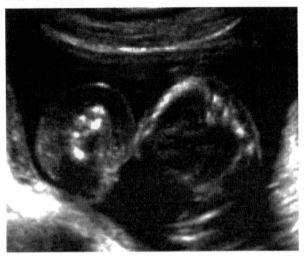

图左侧为无心畸胎，表现为团块结构，其内可见脊柱回声；图右侧为另一正常胎儿胸部横切面

图 5 - 48　无心畸胎

2. 声像图特征 。

（1）双胎中一胎形态、结构发育正常，另一胎儿出现严重畸形，以上部身体严重畸形为主，可有下部身体如双下肢等结构。

（2）无心畸胎体内常无心脏及心脏搏动。

（3）上部身体严重畸形，可表现为无头、无双上肢、胸腔发育极差。

（4）部分无心畸胎仅表现为一实质性团块组织回声，内部无内脏器官结构。

（5）无心畸胎常有广泛的皮下水肿声像，在上部身体常有明显水囊瘤。

（6）频谱及彩色多普勒血流显像可显示无心畸胎脐动脉及脐静脉内血流方向与正常胎儿相反，无心畸胎脐动脉血流从胎盘流向胎儿髂内动脉达胎儿全身，脐静脉血流从胎儿脐部流向胎盘，正好与正常胎儿脐动脉和脐静脉血流方向相反。

3. 点评。无心畸胎是单卵双胎特有的并发症，可以是单绒毛膜囊双羊膜囊双胎或单绒毛膜囊单羊膜囊双胎。超声可定期监测胎儿生长情况和心血管状态。及时了解泵血胎儿是否存在水肿、心力衰竭、无心胎儿脐带有无血流信号等。超声监测对临床采取保守治疗、姑息治疗、介入治疗等有指导意义。

（五）双胎输血综合征

1. 临床特征。双胎输血综合征（TTTS）是指两胎儿循环之间通过胎盘血管的吻合进行血液输注，从而引起一系列病理生理变化及临床症状，是单绒毛膜囊双胎的一种严重并发症。

2. 声像图特征。

（1）两胎儿性别相同，只有一个胎盘，隔膜与胎盘连接处无双胎峰，两胎间隔膜薄。据报道，隔膜厚度 <1～5mm，两胎儿性别相同时，可提示单绒毛膜性。

（2）胎儿各生长参数明显不同，两胎体重相差20%以上，腹围相差20mm，均提示 TTTS 可能。

（3）出现典型的一胎羊水过多、一胎羊水过少序列征，受血儿羊水过多，最大垂直深度 >80mm，供血儿羊水过少,最大垂直深度 <20mm,严重羊水过少胎儿"贴附"在宫壁上,胎动明显受限,两胎之间的分隔常因与"贴附儿"皮肤紧贴而难以显示(图 5 - 49)。值得注意的是不是所有此序列征的都是 TTTS,以下情况亦有此种表现:①当一胎出现胎膜早破羊水外漏时,该胎儿表现为"贴附儿"。②当一胎儿有严重畸形如双肾严重畸形,羊水过少时可表现为"贴附儿";如一胎儿近端胃肠道梗阻出现严重羊水过多时,另一正常胎儿可表现受压出现此特征性表现。

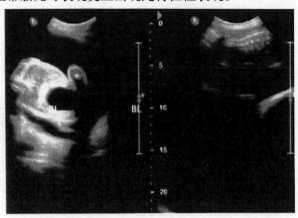

左图示一胎儿羊水过多,膀胱增大;右图示另一胎儿羊水过少,贴附于子宫前壁,活动明显受限,为贴附儿

图 5 - 49　双胎输血综合征

(4)受血儿膀胱增大,供血儿膀胱过小或不显示。

(5)受血儿脐带直径大于供血儿脐带直径。

(6)脐带附着胎盘位置异常,常表现"贴附儿"附着胎盘边缘,亦可表现两脐带胎盘附着处极近,此时有可能发现两胎之间的血管交通。

(7)受血儿水肿或充血性心力衰竭,表现为胸水、腹水、心包积液,三尖瓣 E 峰 > A 峰,并可出现三尖瓣反流等。

3. 鉴别诊断。本病需与双胎生长不协调相鉴别,鉴别要点见上。

4. 点评。双胎输血综合征的围生期死亡率很高。超声对怀疑 TTTS 综合征的病例,可动态观察,重点观察羊水情况,双胎之间羊水的巨大差异与两个胎儿的不良预后有关。同时,超声的分期评估对 TTTS 手术方案的选择十分重要。

参考文献

［1］何文．实用介入性超声学．北京：人民卫生出版社，2012.

［2］金征宇．医学影像学．北京：人民卫生出版社，2013.

［3］中国医师协会超声医师分会．中国浅表器官超声检查指南．北京：人民卫生出版社，2017.

［4］姜玉新，张运．超声医学高级教程．北京：人民军医出版社，2012.

［5］赵洪芹，李宏．简明经颅多普勒超声诊断．北京：人民卫生出版社，2014.

［6］任卫东，常才．超声诊断学．北京：人民卫生出版社，2013.

［7］孙青，张成琪．肿瘤影像学与病理学诊断．北京：人民军医出版社，2012.

［8］吴恩慧．医学影像学．北京：科学技术文献出版社，2013.

［9］邓又斌，谢明星，张青萍．中华影像医学（超声诊断学卷）.2版．北京：人民卫生出版社，2011.

［10］袁光华，张武，简文豪，等．超声诊断基础与临床检查规范．北京：科学技术文献出版社，2011.

［11］徐军，刘小禾．协和简明急诊超声手册．北京：科学出版社，2018.

［12］周力学，刘颖琳．妇产科疾病超声诊断精要．广州：中山大学出版社，2010.

［13］郭万学．超声医学.6版．北京：人民军医出版社，2015.

［14］邓学东．产前超声诊断与鉴别诊断．北京：人民军医出版社，2014.

［15］杨舒萍，沈浩霖．临床心脏超声影像学．北京：人民卫生出版社，2011.

［16］富京山，左文莉，富玮．女性疾病超声诊断．北京：人民军医出版社，2013.

［17］白人驹，张雪林．医学影像诊断学.3版．北京：人民卫生出版社，2014.

［18］刘学明．腹部超声诊断学图解．北京：人民军医出版社，2011.

［19］刘延玲，熊鉴然．临床超声心动图学.3版．北京：科学出版社，2014.

［20］Gebhard，Mathi．胸部超声学.3版．崔立刚，译．北京：北京大学医学出版社，2016.